DR. ALDEN J. QUESADA

# *la fin du* DIABÈTE SUCRÉ

Découvrez comment vous **libérer** des symptômes, les médicaments et les complications; *en moins de 21 jours*

100% EFFICACE ET NATUREL SANS MÉDICAMENTS

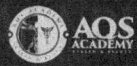

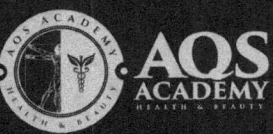

**La Fin du Diabète Sucré**
2024, Alden J. Quesada, MD
ISBN: 9798332466885

▪

*Tous droits réservés à l'auteur.*

▪

**TRADUCTION / RELECTURE**
Alden J. Quesada / Salvador Albornoz

**COVER ET LAYOUT**
Jonatas Ilustre / Salvador Albornoz

▪

La reproduction partielle ou totale de cette œuvre par quelque moyen ou procédé que ce soit est interdite, sauf avec l'autorisation écrite de l'auteur.

**1ère édition :** Juillet 2024

*la fin du*
**DIABÈTE
SUCRÉ**

LA**FIN**DU**DIABÈTE**SUCRÉ

# DÉDICACE

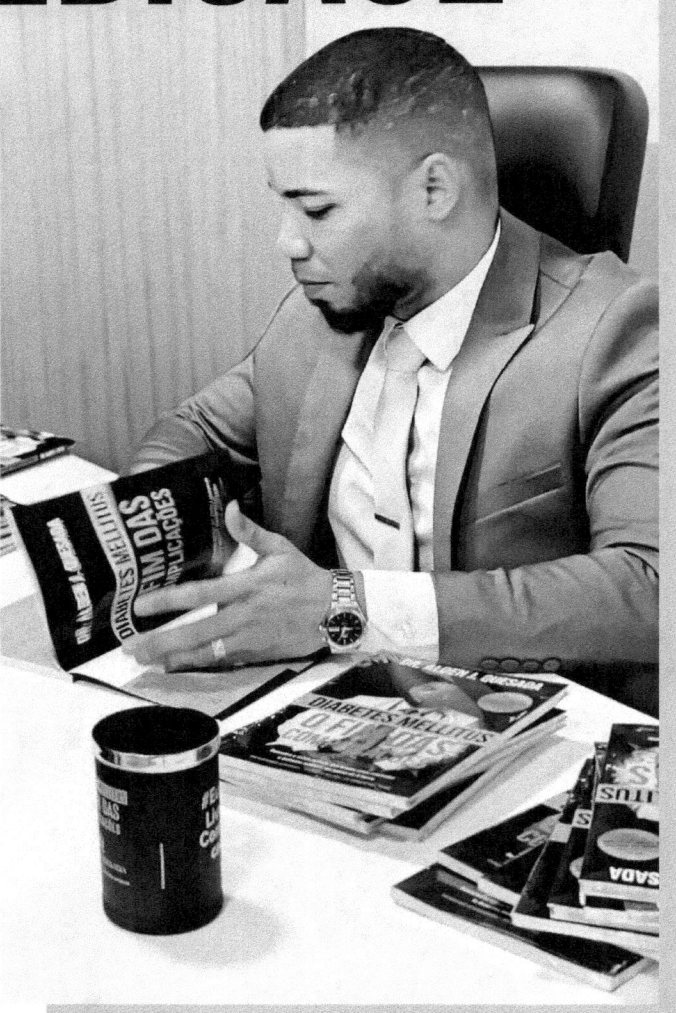

**DE:**
**À:**

je n'ai
plus
de compli
cations

*la fin du*
**DIABÈTE SUCRÉ**

# DÉDICACE

À notre Créateur, pour la bénédiction de la connaissance et l'appel à aider les autres.

À Rafael A. Milanés Santana. Sa passion sans limites pour la vraie médecine, celle qui guérit, et son amitié étroite avec mon père, ont été la source d'inspiration pour moi de devenir docteur en naturopathie et d'avoir aujourd'hui l'opportunité d'aider des milliers de personnes.

**Un gros câlin où que vous soyez.**

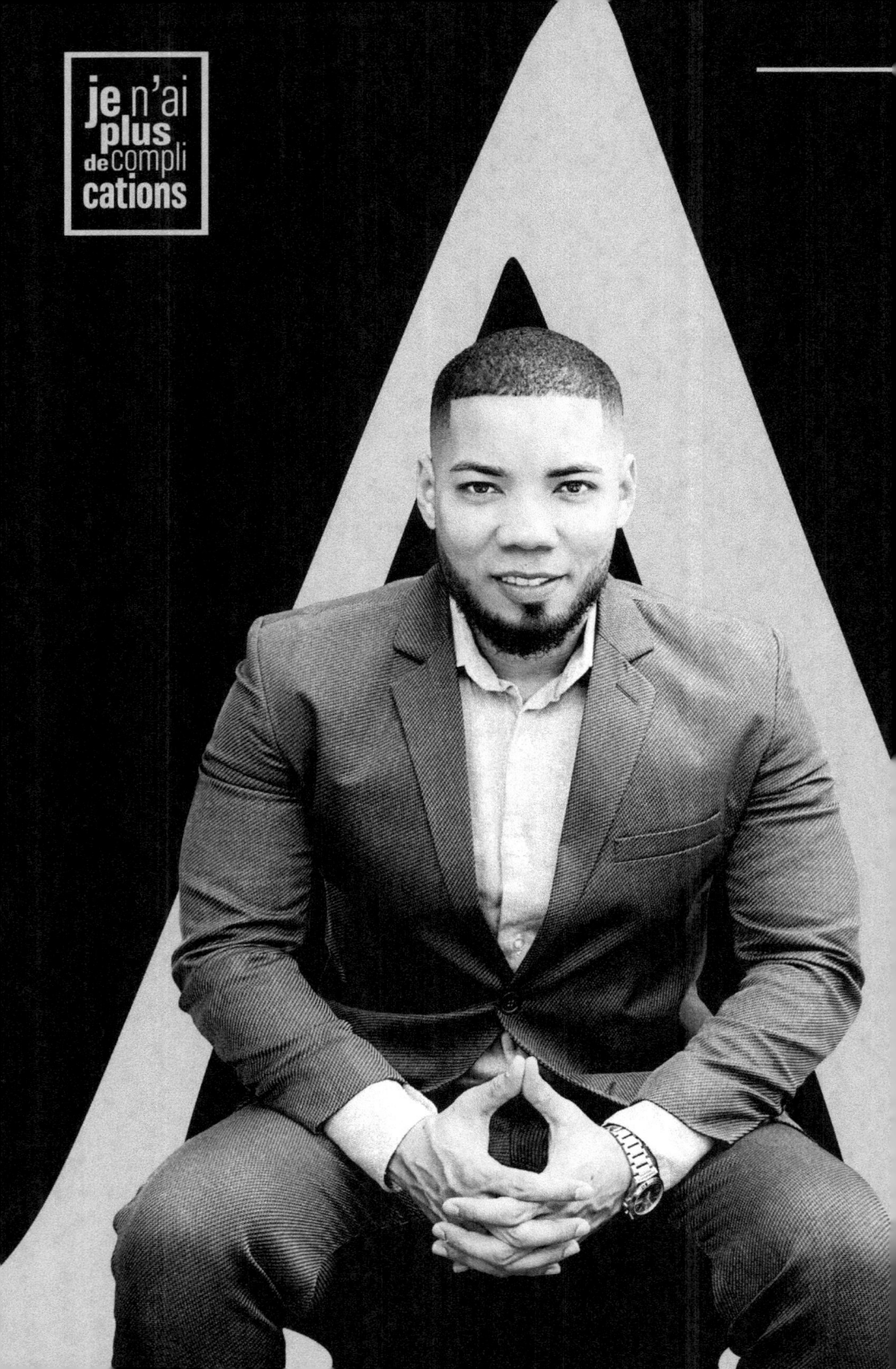

# REMERCIE MENTS

Dans ce livre, dont le contenu a déjà sauvé des milliers de vies sur quatre continents, je veux d'abord vous remercier, vous qui cherchez chaque jour la vraie solution à vos problèmes de santé, qui n'acceptez pas de voir vos symptômes s'aggraver chaque jour qui passe et ressentez le besoin de prendre plus de médicaments parce que quelqu'un vous a dit que c'était la seule chose que vous pouviez faire.

Je vous suis éternellement reconnaissant, à vous qui êtes anticonformistes et qui souhaitez être libérés des symptômes, des médicaments, des risques et des complications. Vous êtes ma plus grande inspiration.

Je dédie aussi des mots de gratitude à ma famille, qui doit « supporter » mes absences pour que je puisse étudier, structurer, écrire et valider mes traitements en pratique.

Sans aucun doute, c'est un défi pour eux, et pour moi...

Enfin, je remercie tous mes patients, en particulier ceux qui m'ont fait part de leurs témoignages. Vous ne pouvez pas imaginer la joie que cela me procure chaque fois que je reçois un message, une photo ou une vidéo, où vous partagez vos progrès et comment vous avez été libéré du diabète sucré.

*À tous, un gros câlin.*

**#jenaiplusdecomplications**

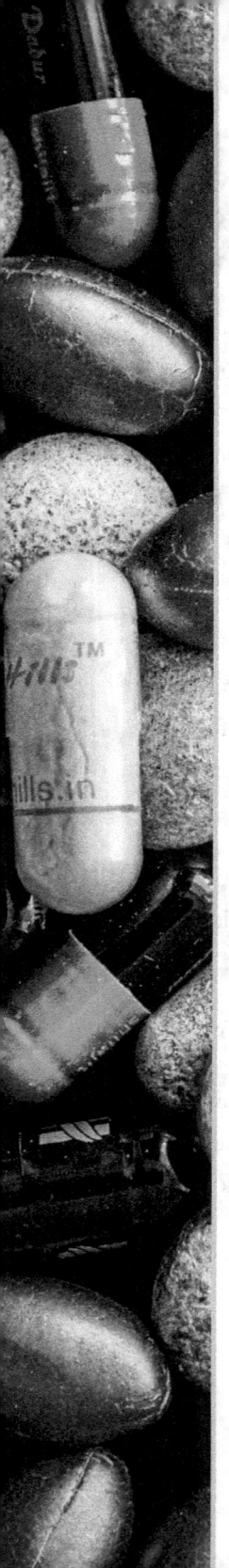

#jenaiplusdecomplications

## Pourquoi vous devriez lire ce
# LIVRE

**Vous êtes-vous déjà demandé pourquoi vous ressentez de plus en plus de symptômes et devez prendre de plus en plus de médicaments ?**

Malheureusement, le diabète sucré (DS) est une menace que vous ne pouvez tout simplement pas vous permettre d'ignorer.

Cette maladie silencieuse affecte et limite la vie de personnes de tous âges et de toutes origines, sans distinction.

En ce moment même, alors que vous lisez ces mots, des dizaines de symptômes furtifs, de limitations dévastatrices et de complications aiguës et chroniques se cachent dans l'ombre, prêts à faire irruption dans votre vie.

POURQUOI VOUS DEVRIEZ LIRE CE LIVRE

# FAITS CHOQUANTS

Selon l'Organisation mondiale de la Santé (OMS), le diabète sucré figure parmi les principales causes de décès dans le monde.

Malheureusement, chaque année, des millions de personnes dans le monde succombent à cette maladie. Les statistiques sont troublantes, voire décourageantes, et la réalité est profondément préoccupante.

**Les chiffres mondiaux fournis par la World Diabetes Foundation indiquent que:**

- Toutes les 7 secondes, une personne meurt des complications de la maladie.

- Comme l'indique l'Atlas de la Fédération internationale du diabète, en 2021, 6,7 millions de personnes dans le monde mourront des suites de cette maladie.

- Le risque pour les personnes atteintes de diabète de développer un ulcère du pied est de 34 %.

- Toutes les 20 secondes, un membre est amputé chez une personne atteinte de diabète.

- C'est la principale cause de cécité chez les personnes âgées de 40 à 74 ans, d'amputation des membres inférieurs et d'insuffisance rénale chronique.

- C'est la deuxième cause d'invalidité dans la région, précédée seulement par les cardiopathies ischémiques.

- Le DS triple le risque de décès par maladie cardiovasculaire, maladie rénale ou cancer.

Ces chiffres ne sont pas de simples nombres; ils représentent des vies brisées et des rêves anéantis, et il y a de fortes chances que si vous ne prenez pas les mesures qui s'imposent, vous fassiez un jour partie de ces sombres statistiques.

#jenaiplusdecomplications

### *Jusqu'à aujourd'hui, vous avez fait tout ce qu'il fallait :*

Vous avez pris les médicaments que l'on vous a prescrits, vous vous êtes rendu à d'innombrables rendez-vous chez le médecin - où souvent vous n'avez pas été vraiment écouté et avez été maltraité -, vous avez subi de nombreux examens, mais vous n'avez jamais constaté d'amélioration. Au contraire, vous avez vu votre état se dégrader de jour en jour, vous avez dépensé votre argent en médicaments, en médecins, etc. alors que votre santé et votre vitalité ne cessent de diminuer.

## MAIS VOICI LA BONNE NOUVELLE :

***Vous avez encore la possibilité de vaincre cette maladie !***

Dans les pages de ce livre, vous découvrirez une méthode puissante et efficace à 100 % qui, si elle est appliquée avec discipline et persévérance, inversera définitivement les dommages causés par le diabète sucré.

Dans les prochains chapitres, le chemin vers la santé, la vitalité et la liberté que vous recherchez sans doute inlassablement vous sera dévoilé.

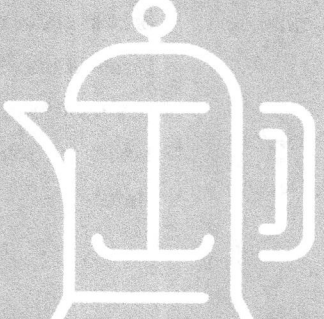
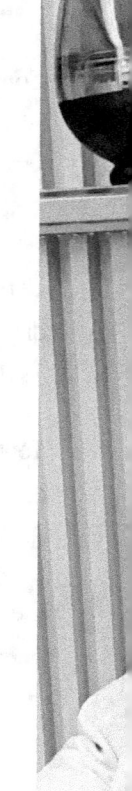

Chaque jour qui passe sans que les dommages causés par cette maladie ne soient inversés, le risque de complications aiguës et chroniques augmente. Vous ne pouvez plus vous permettre d'attendre !

Ne prenez pas le risque de devenir une autre statistique. Il est temps de reprendre votre destin en main et de changer le cours de votre vie avant qu'il ne soit trop tard.

## *Le diabète sucré ne pardonne pas...*

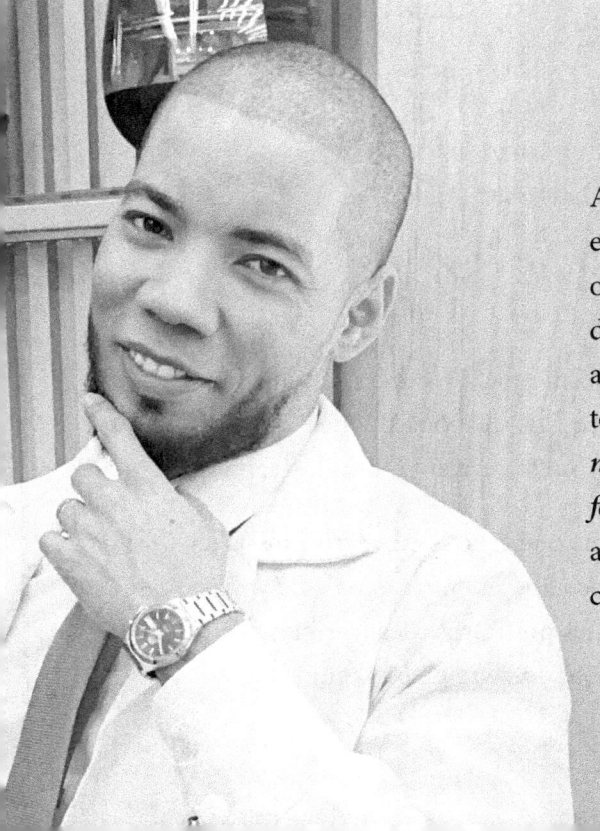

Avec plus de *12 ans d'expérience* en tant que médecin et naturopathe, j'ai été le témoin direct de la souffrance des personnes atteintes de diabète. Mais surtout, j'ai eu la chance d'aider *des milliers de personnes à transformer leur vie* et à échapper aux terribles complications de cette maladie dévastatrice.

#jenaiplusdecomplications

Maintenant, je veux que vous fermiez les yeux et que vous imaginiez que vous avez dix ans de plus, et que votre état de santé a continué à se détériorer comme il l'a fait jusqu'à présent.

## *Que vous diriez-vous ?*

Que ressentiriez-vous si, en regardant votre vie, vous deviez regretter de ne pas avoir décidé de lire ce livre et d'appliquer les recommandations simples mais puissantes que je partage avec vous ici ?

**L'opportunité est juste devant vous, mais vous seul pouvez décider de la saisir ou de la laisser passer.**

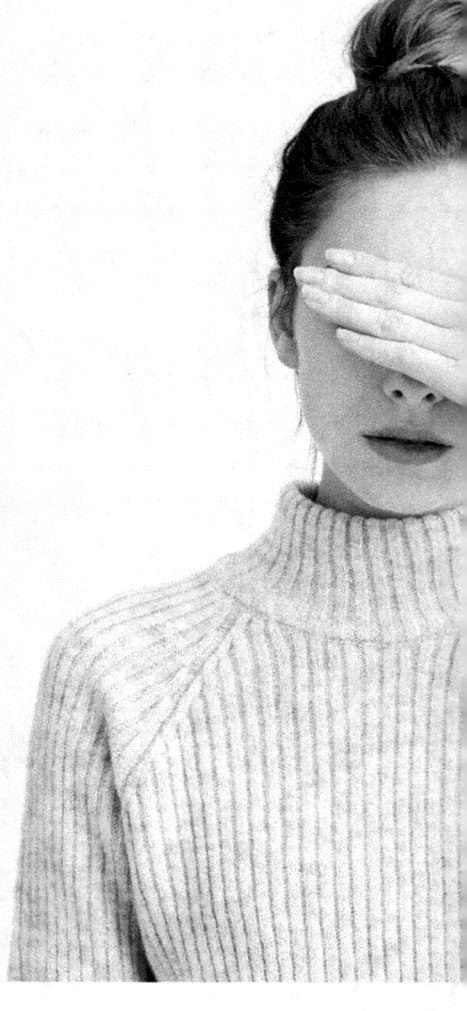

Le diabète sucré ne pardonne pas l'inaction, et surtout pas la pensée qui *"ça ne m'arrivera pas"* ; les conséquences d'une absence de prise en charge de votre santé peuvent être catastrophiques.

Cependant, je suis persuadé que si vous êtes arrivé jusqu'ici, c'est parce que votre désir de vous libérer de cette maladie vous pousse à explorer de nouvelles voies pour briser les terribles chaînes qui vous lient et vous empêchent de vivre pleinement votre vie.

Ce livre - ou plutôt le contenu que j'y partage - a le pouvoir de changer radicalement votre destin, comme il l'a déjà fait pour des milliers de personnes. Il s'agit simplement de faire le bon choix.

Vous n'avez pas à souffrir indéfiniment de cette maladie. Je vous invite à accepter mon aide et *à vivre pleinement la vie que vous méritez.*

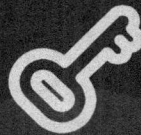

En suivant les recommandations de ce livre, vous découvrirez à quel point il est simple de reprendre le contrôle de votre santé et de vivre la vie à laquelle vous avez droit - nous n'avons pas de temps à perdre...

Tournez la page, encore et encore, au fur et à mesure que sont révélés les secrets les mieux gardés pour vous libérer de l'ombre du diabète.

*Votre vie est en jeu, et je sais que vous ferez le bon choix.*

la fin du
**DIABÈTE SUCRÉ**

# CONSEILS
## du Dr. Quesada

1. Lisez tout le livre, prenez des notes sur vos questions et consultez ce qui vous semble difficile à comprendre sur Internet, avec votre famille ou, de préférence, avec votre médecin.

2. Engagez-vous envers vous-même et votre famille à suivre les instructions de ce livre pendant au moins 30 jours, sans chercher d'excuses.

3. Si vous n'en avez pas, achetez un glucomètre et des bandelettes réactives pour contrôler votre glycémie.

4. Achetez les aliments nécessaires pour préparer les recettes indiquées à des moments précis de la journée.

5. Commencez à appliquer les recommandations quotidiennes, même si vous n'avez pas tous les produits, en commençant par le thé normoglycémique et le jus de concombre, puis incorporez progressivement le reste des recommandations.

6. Évitez de consommer des aliments classés comme interdits.

7. Effectuez les trois contrôles quotidiens recommandés pour vous rendre compte de vos progrès :

   - Contrôle de la glycémie.
   - Contrôle des recommandations quotidiennes.
   - Contrôle de l'évolution des symptômes.

Enfin, gardez toujours ce livre près de vous comme s'il s'agissait de votre seconde Bible, car en maîtrisant et en mettant en pratique les recommandations que je propose, je suis certain que vous serez libéré des symptômes, des médicaments, des risques et des complications, ce qui vous assurera la vie que vous méritez et que votre famille mérite.

Un gros câlin,
*Dr. Alden J. Quesada*

# La querelle qui a CHANGÉ L'HISTOIRE

**LA BACTÉRIE vs LE "TERRAIN"**
**LOUIS PASTEUR vs CLAUDE BERNARD**

Au 19e siècle, un débat scientifique capital a eu lieu dans le domaine de la médecine.

D'un côté, Louis Pasteur, le célèbre scientifique français, soutenait que *"la maladie était due à l'entrée de micro-organismes (virus et bactéries) dans le corps, qui altéraient le fonctionnement des organes et des tissus"*.

De l'autre côté, Claude Bernard, également scientifique français mais moins célèbre que Pasteur, soutenait que *"la maladie était produite par un état défectueux ou faible du terrain - notre corps"*.

La majorité des courants scientifiques soutenaient la thèse de Pasteur selon laquelle le micro-organisme était plus important que *"le terrain - l'état du corps"*.

Cependant, à la surprise générale, peu avant de mourir, Pasteur reconnut par sa phrase devenue célèbre que Claude Bernard avait raison : *"L'agent n'est rien, le terrain est tout". Le terrain est tout."*

## NOTE DE L'AUTEUR :

J'ai lu cet article pour la première fois à l'âge de 17 ans, chez le professeur Rafael Milanés Santana, qui l'avait intitulé un peu comme ça : "La querelle qui a changé l'histoire".

À l'époque, je ne connaissais absolument rien à la médecine, mais mon admiration pour lui, qui travaillait avec mon père, s'est énormément accrue au point de devenir une puissante incitation à me plonger dans le monde merveilleux de la médecine et des thérapies naturelles.

Aujourd'hui, il est prouvé que la chose la plus importante est l'état du corps, l'homéostasie, l'équilibre, le fonctionnement, et c'est pourquoi, lorsque nous stimulons le processus de désintoxication du corps de la bonne manière, nous pouvons inverser les symptômes, réduire les doses de médicaments et éviter les complications de la plupart des maladies.

Merci, Milanés, pour la richesse des connaissances que vous avez partagées avec moi, une étreinte serrée...

# prière

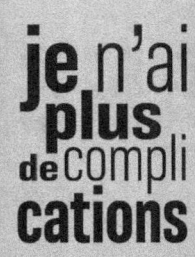
je n'ai plus de complications

## Demande spéciale

Maintenant, je vous demande d'être très attentif, car je vais vous faire une demande spéciale.

Quelque chose que je veux intégrer à votre vie et dont vous êtes absolument certain qu'il vous apportera un changement et une liberté que vous n'avez jamais imaginés.

Chaque jour, au réveil et avant de vous endormir, dites la prière *"Je suis libéré des complications"* Cette prière est très puissante et générera un état de bien-être et de confiance transformateur. Elle est très puissante et génère un état de bien-être et de confiance transformateur.

Cette prière vous rappelle votre engagement envers votre santé et votre volonté de vivre de nombreuses années, sans symptômes, sans risques et sans complications.

## Comment faire ?

Chaque matin, avant de vous lever et avant de fermer les yeux pour dormir, répétez la prière.

Je vous recommande de programmer un rappel sur votre téléphone afin de ne pas oublier de faire la prière.

# Ma prière

Je [nom], déclare, de toute la force de mon cœur et soutenu par mon désir de vivre sans symptômes, sans médicaments, sans risques et sans complications, que j'appliquerai la méthode "*La fin du diabète sucré*".

La méthode m'accompagnera tout au long de ma vie et me procurera la tranquillité et la sécurité que je mérite et que ma famille mérite.

## Je déclare que je suis libéré des complications

Je le peux. Je le mérite. J'y parviens.

#jenaiplusdecomplications

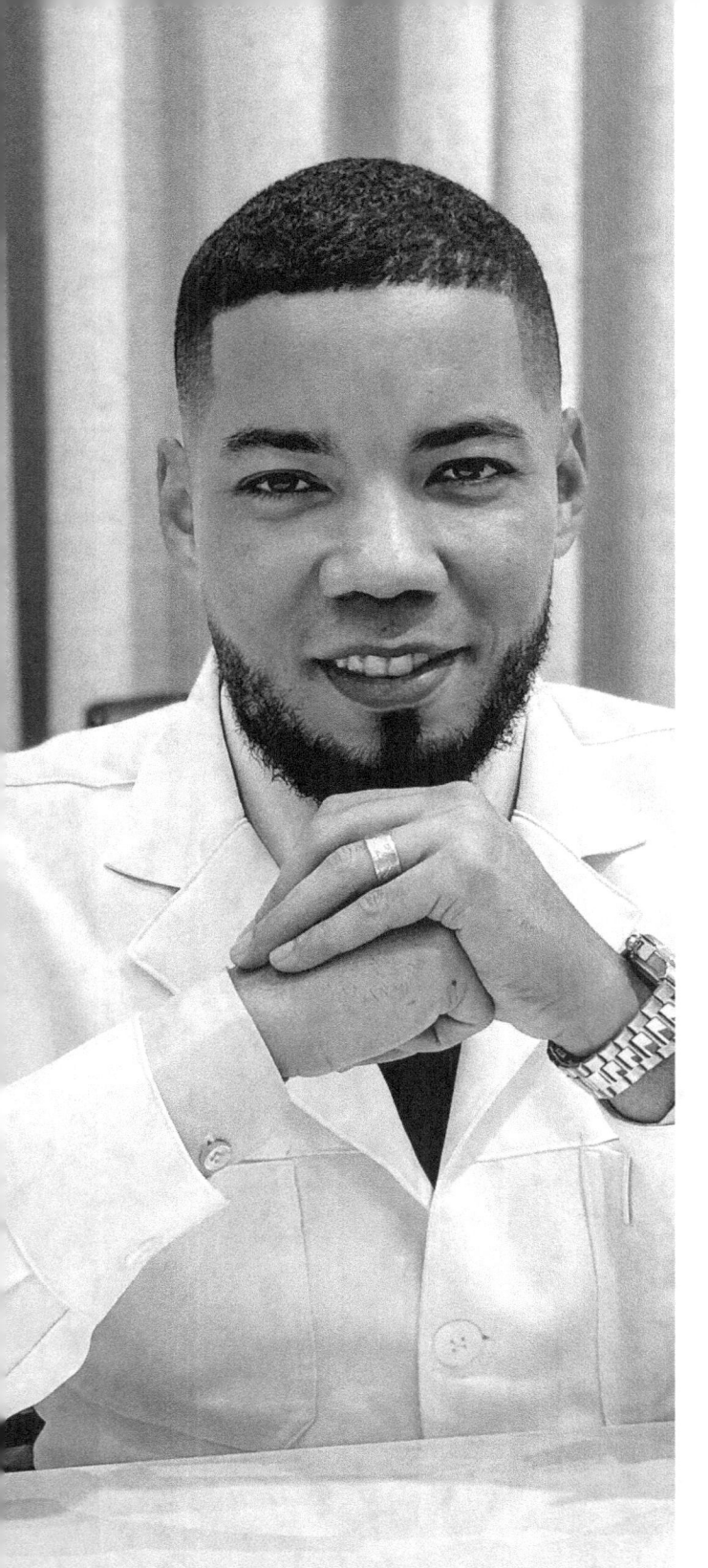

Alden J. Quesada

Après avoir perdu plusieurs de ses proches les plus aimés à la suite de complications du diabète sucré, le Dr. Alden J. Quesada a consacré les 12 dernières années de sa vie professionnelle à aider les personnes atteintes de cette maladie.

Le Dr. Quesada, comme l'appellent ses étudiants et ses patients, est le créateur de méthodes telles que *"La fin du Diabète Sucré"*, *"Diabète Sucré: La fin des complications"*, et *"Vaincre le diabète sucré dans la famille"*.

Il a transformé et sauvé la vie de milliers de diabétiques dans plus de 71 pays (dont le Brésil, les États-Unis, l'Espagne, le Mexique, la Colombie et le Chili), en les aidant à se libérer des symptômes, des médicaments, des risques et des complications grâce à l'application de ses protocoles de traitement naturels.

Professeur, chercheur scientifique, écrivain, amateur de bonne musique et de chiots, en particulier de Golden Retriever, il a d'abord étudié l'histoire universelle.

Il est intéressant de noter qu'il a commencé à s'intéresser au monde des thérapies naturelles à l'adolescence, influencé par son père, qui était un médecin naturopathe renommé.

Après le décès de son père, il a décidé de reprendre ses études de médecine, suivant les traces et honorant l'héritage de son géniteur, obtenant son diplôme de médecine en 2011 et se spécialisant en cardiologie en 2016 (Cuba).

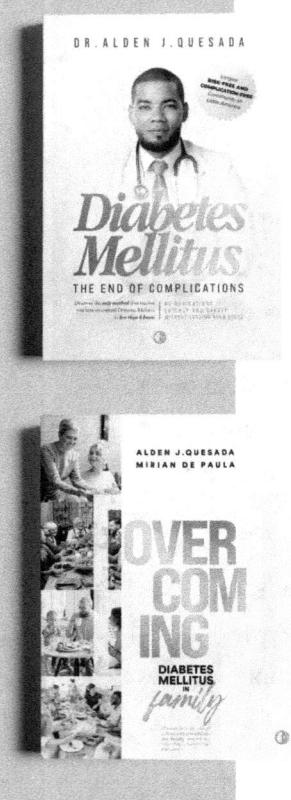

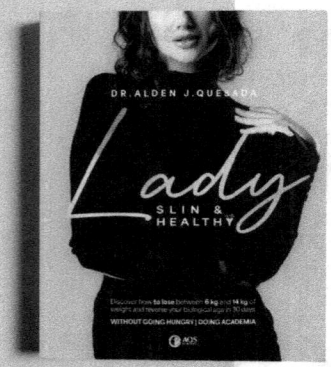

Ayant travaillé dans quatre pays d'Amérique latine, dont l'Amazonie vénézuélienne et Cusco (Pérou), il a été témoin et a vécu la pauvreté et le manque de ressources en matière de santé pour la majorité des malades, faisant quotidiennement l'expérience de la douleur et de la souffrance des personnes atteintes de diabète.

Ses recherches sur l'obésité, le diabète sucré et les maladies associées ont été publiées dans divers congrès et revues scientifiques.

Plusieurs personnalités prestigieuses ont participé à la formation du Dr. Quesada en tant que cardiologue et naturopathe, comme son père, le Dr. Eulogio Quesada, le Dr. Delfín Rodríguez Leyva, leader mondial dans la recherche sur les nutraceutiques, et le professeur Rafael Milanés Santana, autorité de référence en matière d'utilisation médicinale des plantes et de macrobiotique.

Il a également reçu des prix nationaux et internationaux pour sa contribution à l'étude et au contrôle des maladies chroniques avec des méthodes efficaces à 100 %, sans risques ni effets secondaires.

La mission du professeur Quesada est de réduire la mortalité liée aux complications du diabète sucré et aux maladies cardiovasculaires.

Pour atteindre cet objectif, il a fondé l'Institut des thérapies naturelles AQS et la plus grande et la seule communauté de personnes diététiques d'Amérique latine qui ne présentent ni symptômes, ni risques, ni complications.

*Ma mission est de faire en sorte que plus aucune vie ne soit perdue en raison de complications liées à cette maladie, et c'est la raison pour laquelle j'ai idéalisé et créé ce mouvement et que je m'y consacre avec toute mon énergie :*

**je n'ai plus de complications**

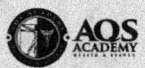

# PROLOGUE

*Les thérapies naturelles sont-elles le moyen de traiter le diabète sucré?*

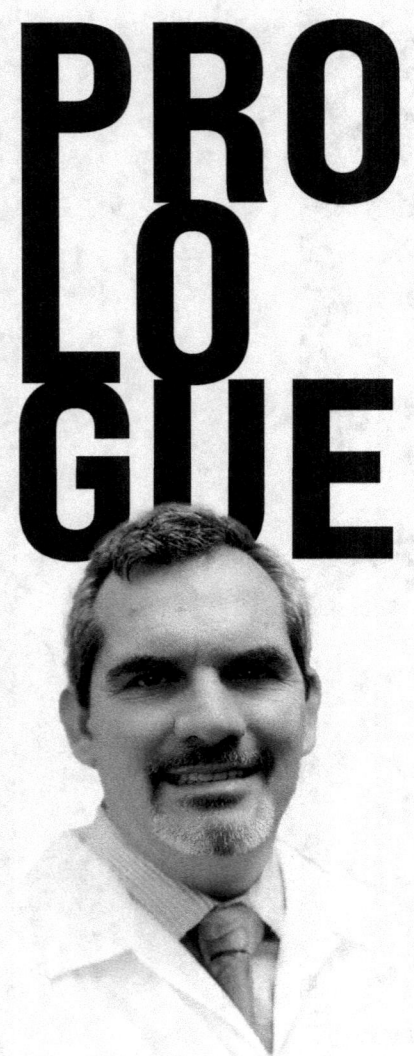

**Delfín Rodríguez Leyva**
MD, Ph.D, FRCPC, FAHA.
*Professeur de cardiologie*
*CMH. Toronto. ON. Canadá*

Dans le livre *"The End of Diabetes mellitus"*, le Dr. Alden J. Quesada présente une nouvelle méthode qui ouvre de nouvelles voies pour traiter une condition médicale complexe considérée comme une cause majeure d'attaques cardiaques, d'accidents vasculaires cérébraux, d'insuffisance rénale, d'amputations des membres inférieurs et de cécité.

Le Dr. Quesada est un cardiologue de renom formé au traitement des maladies cardiaques et métaboliques.

Il transforme son expérience de brillant cardiologue en une nouvelle dimension de la prise en charge des patients qui évite le recours à la médecine occidentale pour traiter avec succès le diabète sucré.

Les traitements modernes du diabète sucré sont coûteux et comportent des effets secondaires importants.

Il existe un lien avéré entre le diabète sucré et les maladies cardiaques, et l'expérience du professeur Quesada a permis l'introduction d'une nouvelle méthode axée sur les effets bénéfiques des thérapies naturelles dans le traitement du diabète, qui pourrait avoir un impact positif sur des millions de vies dans le monde.

La méthode proposée, scientifiquement vérifiée par le professeur Quesada, découle d'une compréhension approfondie de la physiologie et de la pathophysiologie de cette maladie et s'appuie sur l'utilisation de plantes, de fruits et de produits naturels pour modifier la signalisation interne de la maladie dans notre corps.

L'utilisation de cette thérapie innovante permet de traiter le diabète de manière 100 % naturelle et vise à contrôler la maladie et à prévenir ses complications.

**Les voies proposées pour réaliser la désintoxication de l'organisme sont les suivantes :**

1. Apport des nutriments nécessaires au bon fonctionnement cellulaire.

2. Stimulation des mécanismes naturels d'élimination des substances toxiques de l'organisme, telles que les radicaux libres et les produits finaux de la glycation.

Les patients, ainsi que les professionnels de la santé, trouveront dans ce livre une excellente source de connaissances pour contrôler le diabète et prévenir ses complications.

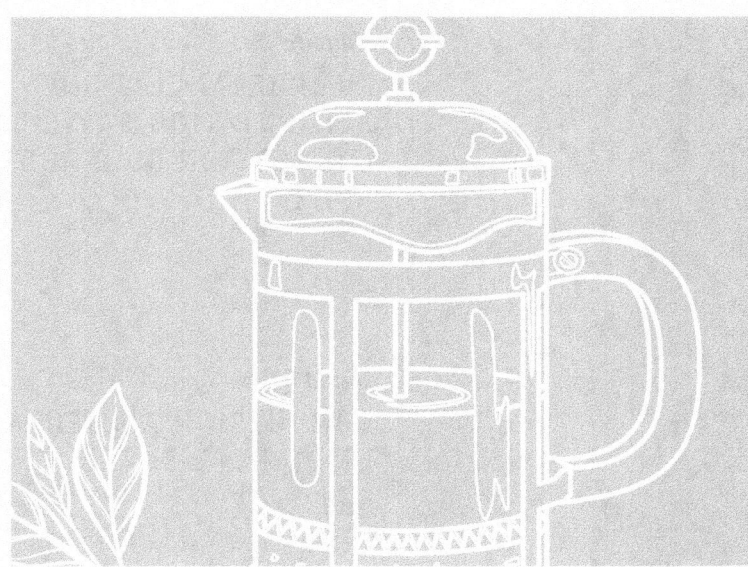

# RÉSUMÉ

*chapitre 1*
**INTRODUCTION**
**029**

*chapitre 2*
**CONCEPTS GÉNÉRAUX**
**039**

*chapitre 3*
**THÉRAPIES NATURELLES DANS LE TRAITEMENT DU DIABÈTE SUCRÉ**
**057**

*chapitre 4*
**L'IMPORTANCE D'UNE ALIMENTATION SAINE DANS L'INVERSION DU DIABÈTE SUCRÉ**
**077**

*chapitre 5*
**COMPULSION ALIMENTAIRE ET DIABÈTE SUCRÉ**
**095**

je n'ai plus de complications

*chapitre 6*
RECOMMANDATIONS
GÉNÉRALES
**115**

*chapitre 7*
RECOMMANDATIONS
QUOTIDIENNES POUR
INVERSER LES DOMMAGES
DU DIABÈTE SUCRÉ
**121**

*chapitre 8*
SYSTÈME DE
CONTRÔLE
**161**

*chapitre 9*
LISTE
D'ÉPICERIE
**179**

*chapitre 10*
RECETTES ET
PROCÉDURES
**187**

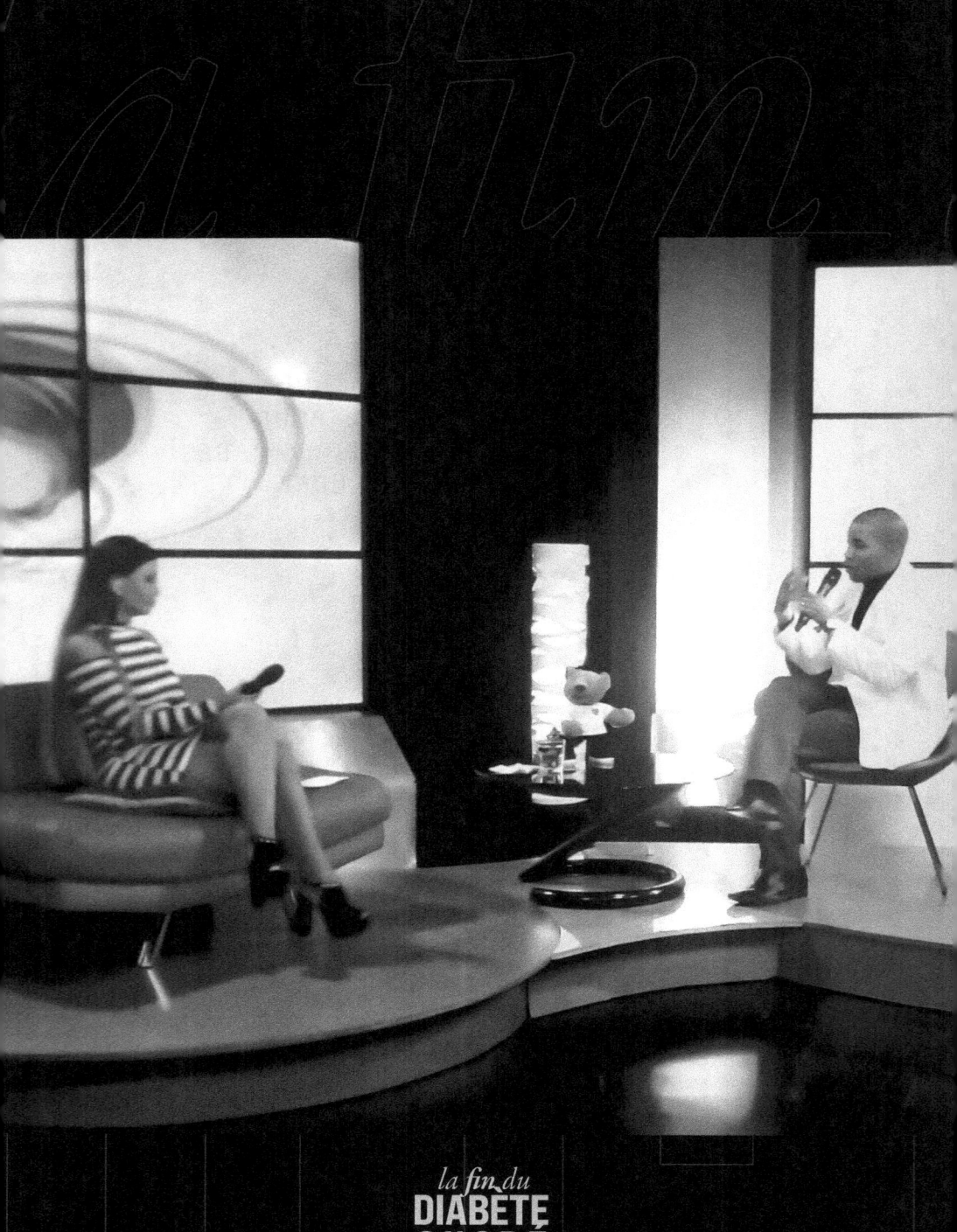

**CHAPITRE 1**

# INTRO DUCTION

**je n'ai plus de compli cations**

#jenaiplusdecomplications

@dr.aldenquesada

## la fin du DIABÈTE SUCRÉ

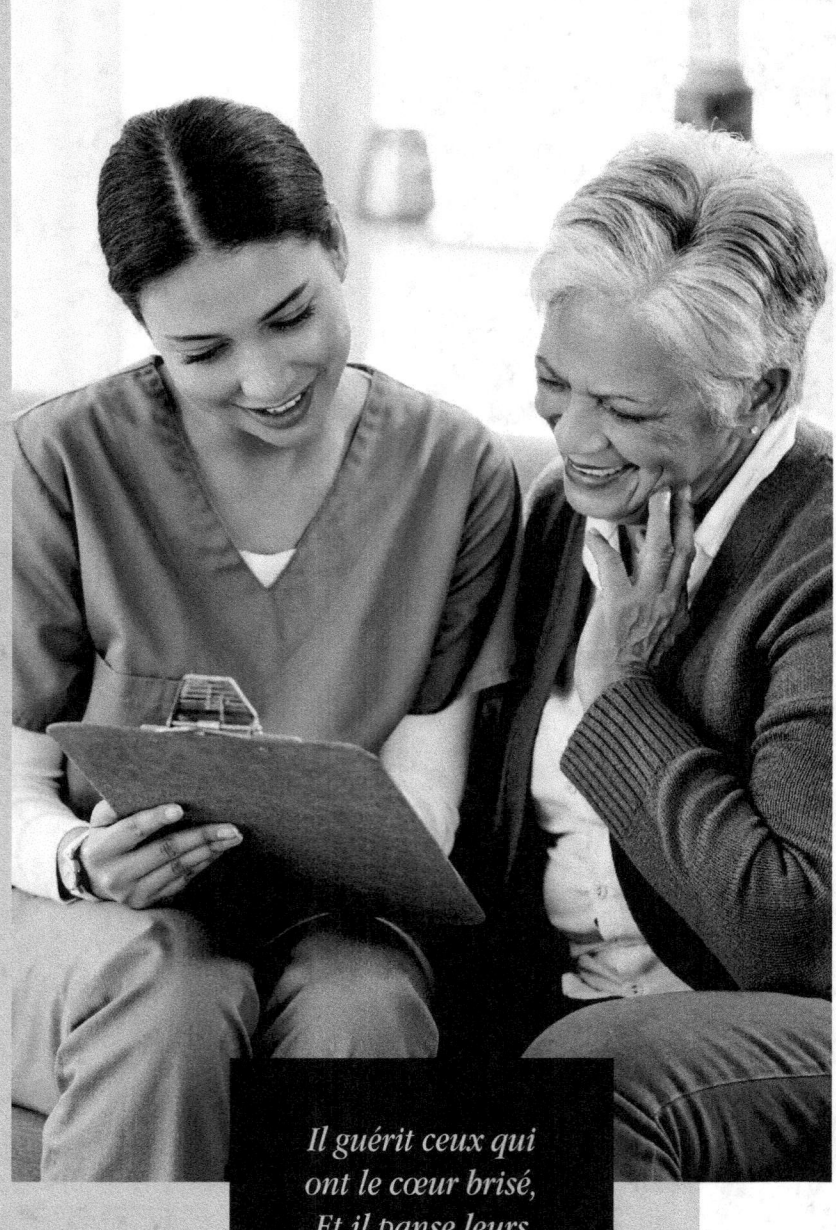

*Il guérit ceux qui ont le cœur brisé, Et il panse leurs blessures.*

PSAUMES 147:3

*Avez-vous déjà eu l'impression que le diabète affecte non seulement votre corps mais aussi votre âme, vous éloigne de vos rêves et détruit vos relations interpersonnelles ?*

*La lutte contre le diabète sucré a été une bataille difficile et douloureuse pour des millions de personnes dans le monde.*

Mon expérience du diabète sucré a commencé bien avant mes études de médecine et de la pire façon qui soit, au sein de ma famille, puisque deux de mes cousins, tous deux frères, étaient atteints de cette maladie. Je ne citerai pas leurs noms par respect pour leur mémoire.

L'aîné, E.Q., a progressivement perdu la vue jusqu'à devenir complètement aveugle, puis les complications se sont succédé : gangrène des pieds nécessitant une amputation progressive, troubles cardiovasculaires, etc.

Mon autre cousin, le plus jeune, dont j'étais particulièrement proche et que j'admirais, était l'une des personnes les plus aimées de sa petite ville, Minas.

J'ai de nombreux souvenirs de visites fréquentes les week-ends. Je me levais tôt pour aller chercher du lait de vache, directement du *"pis de la vache"*, qui, avec le fromage de campagne fraîchement fondu et le pain fraîchement cuit, faisaient partie de notre rituel matinal.

Je n'ai jamais connu quelqu'un de plus familial et de plus attachant que L.Q., mais la vie et la mauvaise gestion du diabète sucré allaient lui jouer un tour cruel.

#jenaiplusdecomplications

Des années plus tard, alors que j'étudiais la médecine, par une matinée très chaude, alors que j'entrais dans l'hôpital où je devais voir mes patients, par l'une de ces "coïncidences" capricieuses de la vie, la femme de L.Q. pleurait à l'entrée de la salle des urgences médicales.

Lorsqu'elle m'a vu arriver, elle s'est approchée de moi et m'a serré dans ses bras: *"L.Q. est mort d'une crise cardiaque."*

Je ressens encore la douleur que j'ai éprouvée à ce moment-là; quelqu'un comme lui ne méritait pas de partir si tôt.

L'image de mon père, qui était également médecin et, bien sûr, le médecin de famille, lui expliquant comment il devait prendre soin de son diabète et comment il devait prendre ses médicaments avec diligence pour que ce qui est arrivé à son frère E.Q. ne lui arrive pas, m'est revenue à l'esprit.

Aujourd'hui, je peux dire que ce n'est pas le diabète sucré qui a mis un terme à la vie de mes deux cousins. C'est l'ignorance, avec une dose importante d'indiscipline connue sous le nom d'auto-sabotage.

Ils n'ont pas suivi les recommandations diététiques et étaient encore moins conscients des effets bénéfiques des thérapies naturelles pour contrôler et inverser les dommages rénaux, neurologiques et cardiovasculaires.

Ma famille n'a jamais été la même sans la joie d'E.Q. et de L.Q. Je leur serai toujours reconnaissant parce qu'ils étaient des êtres humains extraordinaires.

Comme j'aurais aimé avoir l'expérience que j'ai maintenant dans le traitement et l'inversion des dommages causés par le diabète à l'époque!

Le troisième impact significatif lié au diabète sucré et à sa façon injuste d'arracher des vies s'est produit lors de mon séjour en Amazonie vénézuélienne, en 2010, alors que j'étais en service médical au centre médical de diagnostic de jour de Puerto Ayacucho.

La nuit était déjà tombée et l'équipe était restée calme jusqu'à ce moment-là, mais nous étions loin de nous douter que tout allait changer en un instant.

Soudain, nous avons remarqué que l'ambulance entrait dans le centre à grande vitesse et, lorsque l'ambulancier a ouvert les portes, la première chose qu'il a dite a été : *"Cette fille est très grave."*

*Je n'oublierai jamais ces mots...*

Je ne me souviens pas du nom de la jeune femme, mais sa mère nous a dit qu'elle avait 16 ans et qu'on lui avait diagnostiqué un diabète sucré de type 1.

Elle était insulino-dépendante, et pendant deux jours, là où ils vivaient, une ville appelée Maroa, il n'y avait ni insuline ni moyen de sortir parce que la rivière était en crue et que les bateaux ne pouvaient pas les atteindre.

La présence d'une complication aiguë du diabète appelée cétoacidose était évidente.

L'histoire du manque d'insuline, le schéma respiratoire, l'haleine buccale et les tests de laboratoire ont confirmé le pronostic.

Nous avons rapidement apporté les corrections appropriées avec agilité et une montée d'adrénaline dont je ne me souviens pas avoir jamais fait l'expérience auparavant, et en moins de deux heures, la jeune femme était hors de danger, hydratée, avec une reprise de conscience et une normalisation des paramètres cliniques.

Elle avait très bien réagi au traitement, et nous étions heureux et confiants quant à ses progrès. Elle était vivante par miracle!

Comme il s'agissait d'une mineure, il était de notre responsabilité, après l'avoir stabilisée, de l'adresser au seul hôpital public de la ville, José Gregorio, et c'est ce que nous avons fait.

Ce que nous n'avions pas imaginé, c'est que quelque chose de terrible se produirait dans les heures suivantes, et nous ne l'avons jamais anticipé...

Le lendemain, lors de la relève, nous avons été informés que la jeune femme était décédée à l'hôpital. À ce moment-là, la cause du décès était évidente pour nous : le manque d'attention médicale adéquate.

Je ne peux pas imaginer la douleur de la mère de la jeune femme à ce moment-là car, lorsqu'elle a quitté notre centre, elle nous a dit au revoir avec joie et nous a remerciés pour le "miracle" d'avoir sauvé sa fille.

Des années plus tard, après avoir suivi une formation de cardiologue et d'intensiviste, j'ai eu l'occasion et le défi de transformer la vie de milliers de personnes diurnes dans quatre pays d'Amérique latine, tant au niveau de la consultation que des soins prodigués aux patients gravement malades, qui luttent entre la vie et la mort.

À partir de ce moment, aider les personnes atteintes de daybetic à retrouver la vie et la santé est devenu ma mission de vie.

Je pourrais vous raconter bien d'autres histoires, mais il y en a une que je veux que vous n'oubliiez jamais: aucun des patients traités avec mes méthodes n'est mort de Covid-19.

Aujourd'hui, je peux dire avec fierté que mes connaissances et la confiance que m'ont accordée ceux qui ont appliqué mes méthodes ont changé les tristes statistiques de cette terrible épidémie.

Chaque jour, des milliers de personnes atteintes de cette maladie meurent, et le pire, c'est que, comme l'ont prouvé diverses études scientifiques, la plupart de ces décès sont potentiellement ÉVITABLES.

Il est prouvé que des milliers de diabétiques deviennent des patients réguliers dans les hôpitaux, et que les complications se succèdent.

Leur vie ne leur appartient plus ; ils sont devenus "otages de leur maladie", et la douleur et la souffrance les séparent, chaque jour davantage, d'une vie pleine et heureuse.

Ce que je vais vous dire maintenant peut sembler contre-productif, mais je veux que vous sachiez que le diabète sucré n'est pas un ennemi; au contraire, c'est un ami puissant qui, compris correctement, vous aide à trouver votre mission de vie, et il est de votre responsabilité de comprendre et d'embrasser les changements que vous devez faire dans votre vie avec amour et résilience.

*Rien ne justifie de mettre votre vie en danger; vous avez le pouvoir de faire les bons choix et de commencer à vivre une vie pleine et illimitée.*

La bonne nouvelle est que les complications aiguës et chroniques du diabète sucré peuvent devenir des peurs du passé. Si vous maîtrisez ce que je révèle dans ce livre simple mais puissant, vous apprendrez à inverser les symptômes, à réduire les doses de médicaments et à vous libérer des complications.

En devenant votre propre thérapeute, vous apprendrez à échapper au danger et à retrouver confiance et maîtrise de soi.

Après avoir lu ce livre et appliqué mes méthodes, la responsabilité de votre santé est entre vos mains. Faites bon usage des connaissances que je partage avec vous, et partons en voyage en souriant à la vie.

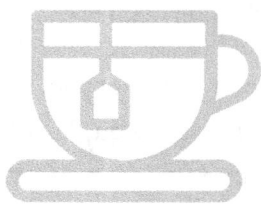

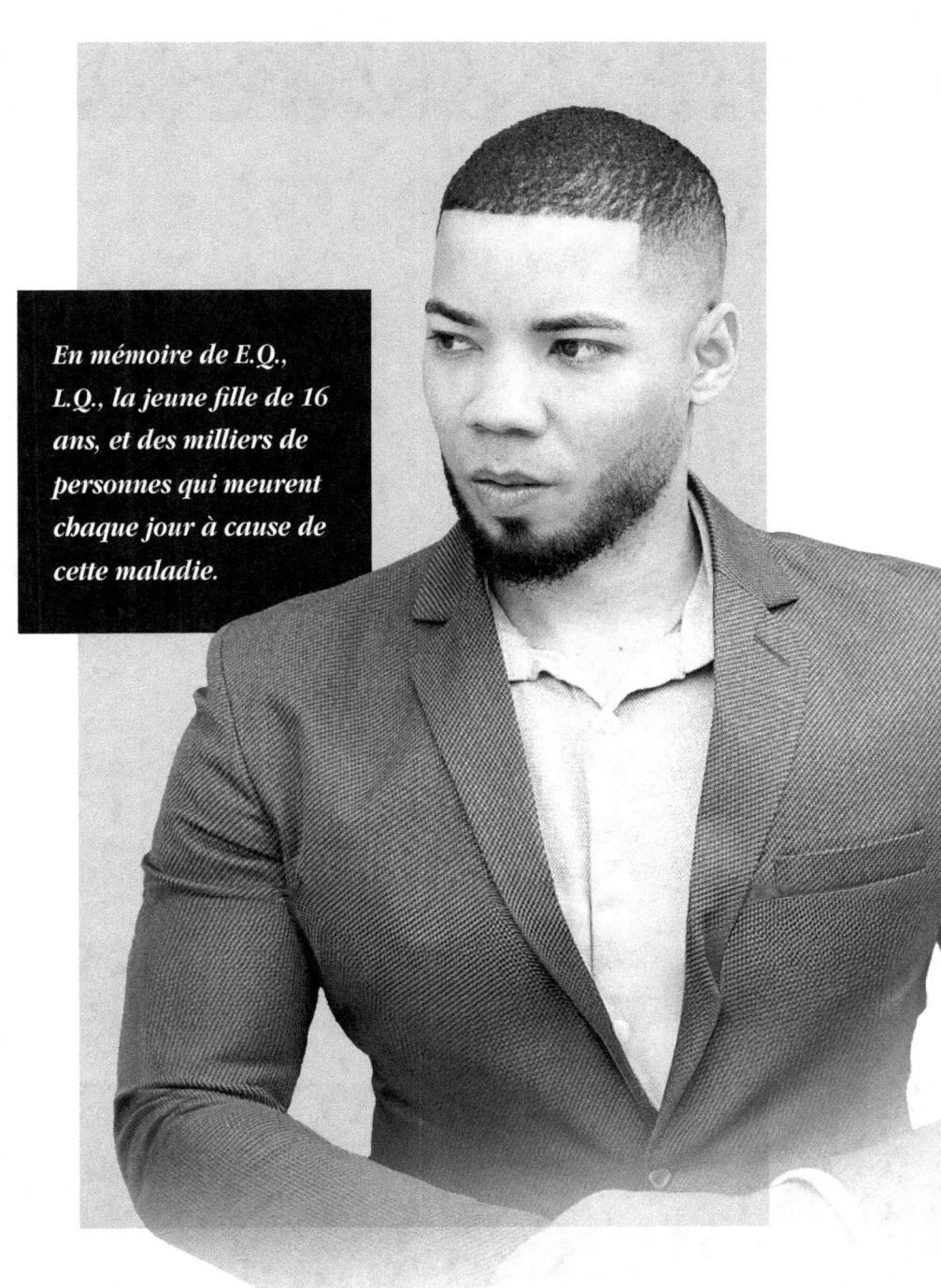

*En mémoire de E.Q., L.Q., la jeune fille de 16 ans, et des milliers de personnes qui meurent chaque jour à cause de cette maladie.*

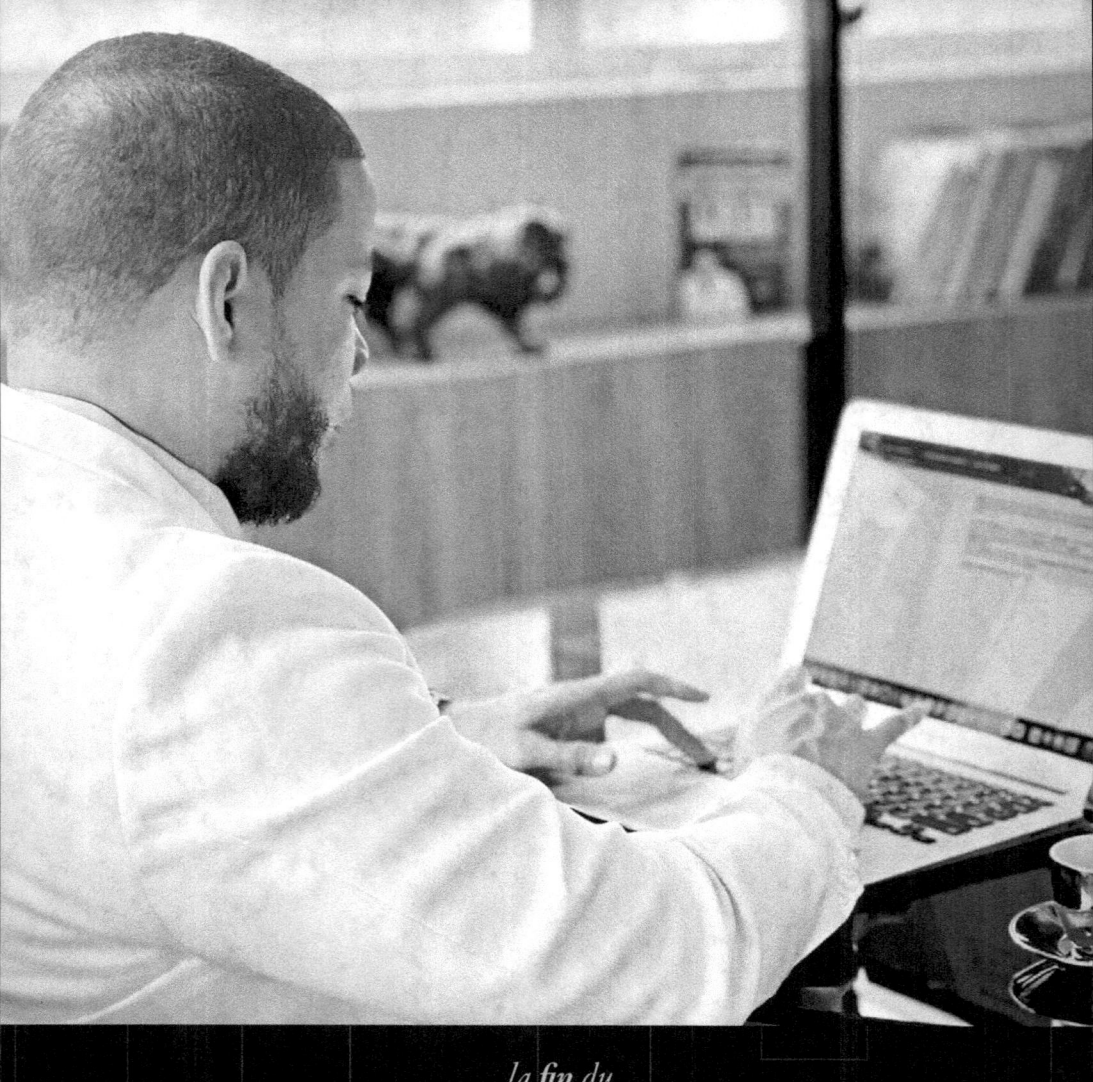

*la fin du*
**DIABÈTE
SUCRÉ**

CHAPITRE 2

# CONCEPTS
## GÉNÉRAUX

je n'ai plus de complications
#jenaiplusdecomplications

@dr.aldenquesada

la fin du
# DIABÈTE SUCRÉ

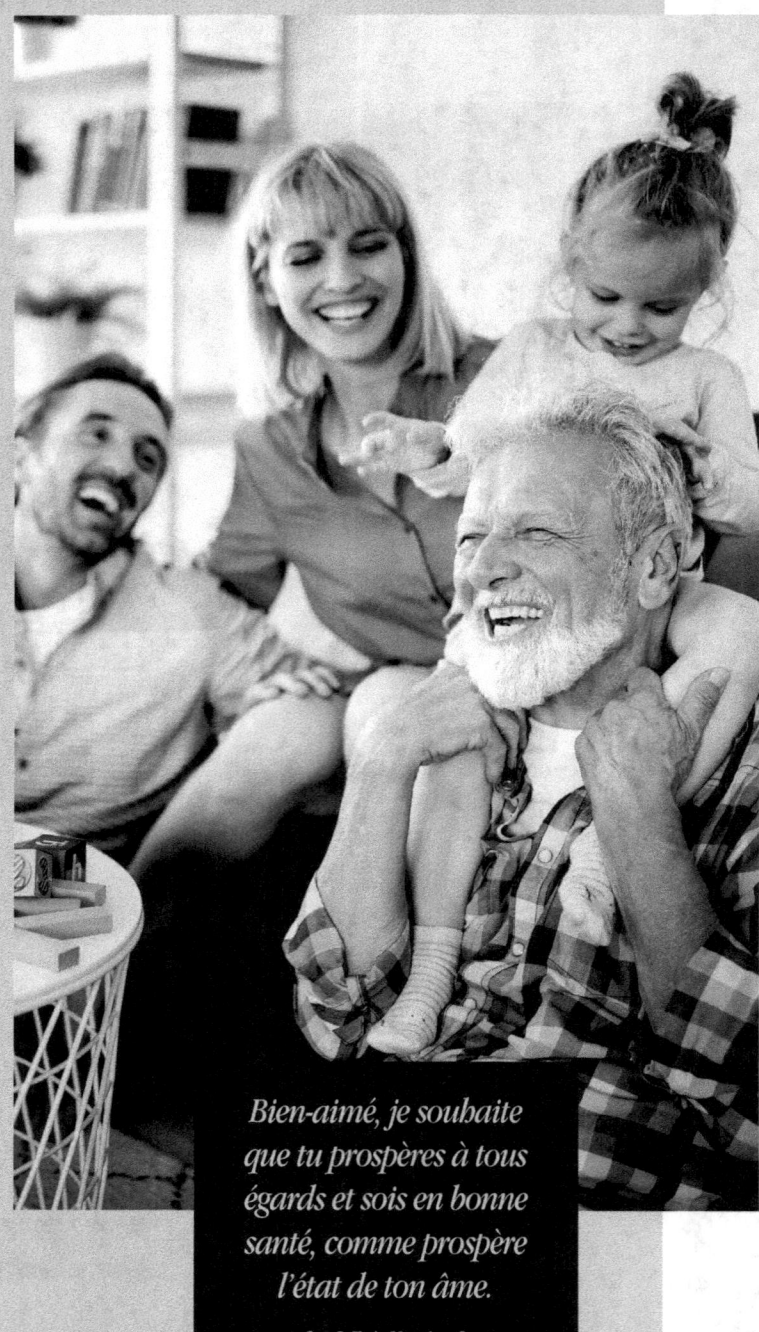

*Bien-aimé, je souhaite que tu prospères à tous égards et sois en bonne santé, comme prospère l'état de ton âme.*

3 JEAN 1:2

# *Diabète* SUCRÉ

Le diabète sucré, souvent appelé simplement "diabète", est une maladie chronique qui survient lorsque le pancréas ne produit pas suffisamment d'insuline (déficit) ou lorsque les cellules de l'organisme ne répondent pas correctement à l'insuline présente dans le sang (résistance), ce qui entraîne des niveaux élevés de sucre dans le sang (glucose).

Un effet courant du diabète non contrôlé est l'hyperglycémie (taux élevé de sucre dans le sang) qui, avec le temps, peut gravement endommager divers organes et systèmes du corps, en particulier les nerfs et les vaisseaux sanguins, augmentant ainsi le risque de crise cardiaque, d'accident vasculaire cérébral, de maladies rénales aiguës et chroniques, d'ulcères de jambe avec risque d'amputation, de perte de vision et d'autres complications.

Considéré comme une épidémie du 21e siècle, on estime qu'en 2020, 9,3 % des adultes âgés de 20 à 79 ans, soit environ 463 millions de personnes, vivaient avec le diabète, et que le nombre de décès annuels dus à des causes évitables dépassait 6,7 millions dans le monde.

Le diabète sucré se classe au 9e rang des maladies qui entraînent le plus de pertes d'années de vie en bonne santé.

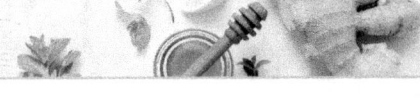

## CLASSIFICATION DU DIABÈTE MELLITUS

| | TYPES DE DIABÈTE |
|---|---|
| 1 | **DS de type 1 :**<br>- **Type 1A :** Insulinodéficience due à une destruction auto-immune des cellules du pancréas, vérifiée par des tests de laboratoire ;<br>- **Type 1B :** Insulinodéficience de cause idiopathique. |
| 2 | **DS de type 2 :**<br>Perte progressive de la sécrétion d'insuline combinée à une résistance à l'insuline. |
| 3 | **DS gestationnel :**<br>Hyperglycémie de différents degrés diagnostiquée pendant la grossesse, sans critères de DS antérieurs. |
| 4 | **Autres types de DS :**<br>Syndromes monogéniques (MODY).<br>Diabète néonatal.<br>Secondaire aux endocrinopathies.<br>Secondaire aux maladies du pancréas exocrine.<br>Secondaire aux infections.<br>Secondaire à la consommation de drogues. |

*DS: Diabète Sucré; MODY: Maturity-Onset Diabetes of the Young.
Adapté de l'American Diabetes Association, 2020.

## DIABÈTE SUCRÉ DE TYPE 1

Le diabète sucré de type 1 (DT1) est plus fréquent chez les enfants et les adolescents et se caractérise par une carence sévère en insuline secondaire à la destruction grave des cellules bêta (ß) du pancréas, généralement due à des causes auto-immunes**.

La présentation clinique est caractérisée par une tendance à développer des complications aiguës telles que l'acidocétose*** et la coma****, ce qui nécessite une insulinothérapie dès le moment du diagnostic.

## CONCEPTS GÉNÉRAUX

*Symptômes fréquents au moment du diagnostic :*

- Mictions fréquentes (polyurie).
- Faim constante (polyphagie).
- Soif excessive (polydipsie).
- Perte de poids ou absence de prise de poids.
- Faiblesse.
- Fatigue.
- Nausées.
- Vomissements.
- Nervosité.
- Changements d'humeur.
- Perte de conscience.

 *Note de l'auteur*

**\*Hyperglycémie :** se produit lorsque le niveau de glucose dans le sang est élevé, au-dessus des valeurs établies comme normales. La principale cause de cette augmentation de la glycémie est le diabète.

**\*\*Maladies auto-immunes :** se produisent lorsque le système immunitaire ne fonctionne pas correctement et attaque les propres structures de l'organisme, au lieu de se défendre contre des éléments étrangers ou dangereux, tels que les virus, les bactéries et les parasites. Pour des raisons qui ne sont généralement pas identifiées, notre système immunitaire "confond" les cellules de l'organisme avec des agents envahissants et commence à les détruire.

Dans le cas du DT1, le système immunitaire attaque les propres cellules saines de l'organisme, en particulier les cellules bêta (ß) du pancréas responsables de la production d'insuline, en développant de grandes quantités d'auto-anticorps contre ces cellules.

**\*\*\*Acidoacidose diurne :** est une complication qui découle directement de l'hyperglycémie, c'est-à-dire de la concentration excessive de glucose dans le sang, la concentration excessivement élevée de glucose dans le sang et faible à l'intérieur des cellules, qui entraîne la formation de substances nocives appelées corps cétoniques.

**\*\*\*\*Coma :** est un état dans lequel il y a une réduction ou une perte du niveau de conscience, la personne semble être endormie, ne réagit pas aux stimuli environnementaux et ne montre pas de conscience de soi.

#jenaiplusdecomplications

## DIABÈTE DE TYPE 2

Le diabète sucré de type 2 (DT2), anciennement appelé diabète non insulino-dépendant de l'adulte, résulte d'un manque d'insuline (déficience partielle de la sécrétion d'insuline par les cellules bêta du pancréas) et/ou de l'incapacité de l'insuline à exercer ses effets de manière adéquate (résistance à l'insuline*).

Il se manifeste par une élévation permanente du taux de glucose dans le sang (hyperglycémie) et peut s'accompagner d'altérations de la sécrétion d'autres hormones.

Il s'agit du type de diabète le plus courant, avec plus de 95% des personnes atteintes de diabète, en grande partie en raison de facteurs de risque tels que:

- Parents, frères et sœurs, ou proches parents atteints de diabète.
- Obésité ou surpoids.
- Pré-diabète.
- Avoir été diagnostiqué avec un diabète gestationnel ou avoir eu un bébé pesant plus de 4 kg.
- Sédentarité.
- Mode de vie inadéquat (tabagisme, alcoolisme, etc.).
- Hypertension artérielle.
- Cholestérol et triglycérides élevés (ce dernier avec un risque plus élevé).
- Utilisation de médicaments de la classe des glucocorticoïdes**.
- Autres facteurs de risque.

 *Résistance à l'insuline*

La résistance à l'insuline survient lorsque les cellules des muscles, de la graisse et du foie ne répondent pas correctement à l'insuline et ne peuvent pas facilement absorber le glucose du sang. En conséquence, le pancréas produit plus d'insuline pour aider à transporter le glucose dans les cellules.

La résistance à l'insuline est généralement causée par une combinaison d'influences génétiques, un mode de vie inadéquat et la présence de maladies telles que l'obésité, l'hypertension artérielle, l'hypercholestérolémie et les triglycérides, entre autres.

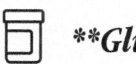

## **Glucocorticoïdes**

Également connus sous le nom de corticostéroïdes ou corticoïdes, ce sont des médicaments puissants dérivés de l'hormone cortisol, produite par la glande surrénale.

Il existe plusieurs formulations synthétiques de corticostéroïdes, les plus utilisées étant la prednisone, la prednisolone, l'hydrocortisone, la dexaméthasone et la méthylprednisolone.

### Signes et symptômes initiaux

Les symptômes peuvent être similaires à ceux du diabète sucré de type 1 mais sont généralement moins intenses, de sorte que la maladie peut être diagnostiquée plusieurs années après les premiers symptômes, lorsque les complications sont déjà apparues.

L'hyperglycémie ne provoque des symptômes que lorsque la concentration de glucose est très élevée, généralement lorsqu'elle est supérieure à 180 à 200 milligrammes par décilitre (mg/dl) ou 10 à 11,1 millimoles par litre (mmol/l).

Les symptômes de l'hyperglycémie se développent lentement sur plusieurs jours, semaines, mois ou années. Plus la glycémie est élevée, plus les symptômes peuvent être graves. Cependant, certaines personnes atteintes de diabète de type 2 ne présentent aucun symptôme pendant des années, malgré une glycémie élevée.

Reconnaître rapidement les symptômes de l'hyperglycémie peut aider à contrôler et à inverser immédiatement les dommages causés par la maladie, et à prévenir l'apparition de complications.

Parmi les symptômes les plus fréquents, on trouve les 5 "P" :

- Polyurie (augmentation du volume et de la fréquence des urines).
- Polyphagie (faim excessive).
- Polydipsie (soif excessive).
- Perte de poids inexpliquée.
- Prurit (démangeaisons).

### *Autres symptômes courants :*

- Fatigue.
- Vision trouble.
- Maux de tête.
- Plaies lentes à cicatriser.

## *Signes et symptômes évolutifs*

Si l'hyperglycémie n'est pas traitée, plusieurs complications aiguës peuvent survenir. Les signes et symptômes qui révèlent la présence possible d'une complication aiguë sont les suivants :

- Mauvaise haleine.
- Nausées et vomissements.
- Essoufflement.
- Bouche sèche.
- Pouls faible.
- Désorientation.
- Douleur abdominale.
- Douleur thoracique.
- Paralysie d'une partie du corps et/ou du visage.
- Diminution du niveau de conscience pouvant aller jusqu'au coma.

## DIAGNOSTIC DU DIABÈTE SUCRÉ DE TYPE 2

Il existe différentes méthodes de laboratoire pour diagnostiquer le diabète sucré, l'objectif étant toujours de déterminer le taux de glucose dans le plasma, qui est un composant du sang. Il est important que ces tests soient effectués dans des établissements spécialisés et certifiés pour les tests de laboratoire.

**Nous disposons de 4 tests fondamentaux pour le diagnostic\* :**

1. Test de glycémie à jeun (FPG).
2. Test de tolérance au glucose par voie orale (OGTT).
3. Test aléatoire de glycémie plasmatique.
4. Test d'hémoglobine glyquée - ou A1c (HbA1c).

*\*Adapté de l'American Diabetes Association, 2020.*

### Test de glycémie à jeun (FPG)

C'est le test le plus utilisé pour diagnostiquer le diabète car il est facile à appliquer et peu coûteux.

Ce test mesure le taux de glucose dans le sang à jeun. Il est important de s'assurer que vous êtes à jeun, c'est-à-dire que vous n'avez rien mangé ni bu d'autre que de l'eau, pendant au moins 8 heures avant le test.

Cet examen est effectué le matin, avant le petit-déjeuner.

**Importance :** pour détecter la présence d'un diabète ou d'un prédiabète.

### *Diagnostic*

- **Normal :** linférieur à 100 mg/dl.
- **Prédiabète :** taux de glucose compris entre 100 mg/dl et 125 mg/dl (suggère que la personne est plus susceptible de développer un diabète sucré de type 2).
- **Diabète confirmé :** taux de glucose égal ou supérieur à 126 mg/dl, confirmé en répétant le test un autre jour.

## Test de tolérance au glucose par voie orale (OGTT)

Ce type de test mesure la glycémie à deux moments :

1. Après au moins 8 heures de jeûne.
2. Après 2 heures d'ingestion d'un liquide contenant une quantité connue de glucose (75 grammes).

**Importance :** pour détecter le diabète ou le prédiabète.

### *Diagnostic*

- **Normal :** moins de 140 mg/dl.
- **Prédiabète (également appelé intolérance au glucose) :** taux de glucose compris entre 140 mg/dl et 199 mg/dl. Cela signifie que vous avez un risque plus élevé de développer un diabète de type 2.
- **Diabète confirmé :** taux de glucose égal ou supérieur à 200 mg/dl, confirmé en répétant l'examen un autre jour.

## Test aléatoire de glucose plasmatique

Dans ce test, la glycémie est analysée sans tenir compte du temps écoulé depuis le dernier repas, ce qui signifie qu'il peut être effectué à n'importe quel moment de la journée.

**Importance :** utilisé pour détecter le diabète mais pas le prédiabète.

## CONCEPTS GÉNÉRAUX

### *Diagnostic*

Une glycémie aléatoire égale ou supérieure à 200 mg/dl en présence d'un ou plusieurs symptômes (voir symptômes du diabète) confirme la présence d'un diabète.

### Test d'hémoglobine glyquée - ou A1c (HbA1c)

Les médecins peuvent utiliser le test HbA1c seul, ou en combinaison avec d'autres examens, pour établir un diagnostic. Ce test doit être effectué dans des laboratoires certifiés et il n'est pas nécessaire d'être à jeun pour le réaliser.

**Importance :** indiqué pour détecter la présence d'un diabète sucré et pour connaître la glycémie moyenne au cours des 90 derniers jours précédant la prise de sang.

### *Diagnostic*

- **Normal :** moins de 5,7 %
- **Prédiabète :** 5,7 % à 6,4 %
- **Diabète confirmé :** 6,5 % ou plus

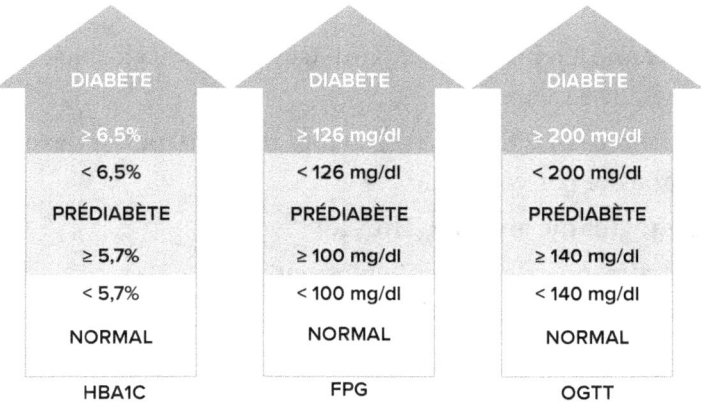

\* Adapté de l'American Diabetes Association, 2020.

## SOMMAIRE

### *Classification selon les valeurs de glycémie*

| Diagnostic | Test de glycémie à jeun (mg/dl) | Test de tolérance au glucose oral (mg/dl) | Test de glycémie plasmatique aléatoire (mg/dl) | Test d'hémoglobine glyquée (%) |
|---|---|---|---|---|
| Normal | <100 | <140 | N/A | <5.7 |
| Prédiabète | 100 to 125 | 140 to 199 | N/A | 5.7 to 6.4 |
| Diabète Confirmé | ≥126 | ≥200 | 200 avec des symptômes d'hyperglycémie | >6.4 |

*Adapté de l'American Diabetes Association, 2020.*

D'après le tableau précédent, les critères de diagnostic du diabète (ADA, 2020) sont les suivants:

- **Glycémie à jeun :** ≥ 126 mg/dL (sans apport calorique pendant au moins 8 heures).
- **Glycémie sur 2 heures :** ≥ 200 mg/dL lors d'un test de tolérance au glucose par voie orale.
- **Hémoglobine glyquée (HbA1c) :** ≥ 6,5 %.
- **Test aléatoire de glycémie plasmatique :** ≥ 200 mg/dL avec les symptômes classiques de l'hyperglycémie.

## Causes de décompensation (pics d'hyperglycémie)

Parmi les plus fréquentes :

- Consommation d'aliments à index glycémique élevé.
- Consommation d'aliments riches en protéines.
- Augmentation de la formation de radicaux libres et de produits finaux de glycation avancée (AGE).
- Stress et anxiété pour quelque raison que ce soit.
- Utilisation d'insuline périmée ou de doses inadéquates.
- Consommation de certains médicaments tels que les stéroïdes.
- Présence d'une infection (sang, dents, abcès, etc.).
- Absence de prise de médicaments hypoglycémiants (ou prise de doses incorrectes).
- Décompensation de la défaillance d'un organe (cœur, reins, foie, entre autres).

## COMPLICATIONS DU DIABÈTE SUCRÉ

Les complications du diabète sont divisées en deux (2) groupes :

- Aiguës
- Chroniques

Complications aiguës (survenant dans les minutes ou les heures qui suivent et pouvant être fatales) :

- Hypoglycémie*.
- Acidocétose.
- Coma hyperosmolaire.
- Insuffisance rénale aiguë.
- Accident vasculaire cérébral.
- Amaurose aiguë (cécité).
- Infarctus aigu du myocarde.
- Décès.

## *HYPOGLYCÉMIE

Signifie une faible concentration de glucose dans le sang, une forme de sucre dans le sang. Le corps humain a besoin de glucose comme source d'énergie et pour effectuer les processus nécessaires au maintien de la vie.

**Les symptômes comprennent :**

- Sensation de faim.
- Tremblements.
- Vertiges.
- Confusion.
- Difficultés d'élocution.
- Sentiment d'anxiété ou de faiblesse.

> Chez les personnes diabétiques, l'hypoglycémie est souvent un effet secondaire des médicaments contre le diabète ou du fait de ne pas manger aux heures indiquées.
>
> Les thérapies naturelles proposées dans ce livre vous aideront à contrôler la glycémie car elles activent les mécanismes d'élimination du corps, en récupérant l'intégrité des organes les plus touchés par le diabète sucré, tels que le cerveau, le cœur et les reins.

### Complications chroniques (à long terme)

Maintenir les taux de glucose et d'autres substances toxiques telles que les radicaux libres, les produits finaux de la glycation avancée et l'ammoniaque dans le sang à un niveau sain peut aider à prévenir les complications chroniques liées au diabète.

Le maintien prolongé de taux élevés de glucose et d'autres substances toxiques peut endommager les vaisseaux sanguins, entraînant leur rétrécissement et limitant ainsi la circulation sanguine vers les organes.

Une fois que les vaisseaux sanguins et les nerfs de tout le corps sont touchés, vous pouvez développer diverses complications liées au diabète.

**Plusieurs organes peuvent être touchés, en particulier les suivants :**

- **Cerveau:** provoquant des pertes de mémoire, la maladie d'Alzheimer et la démence vasculaire.

- **Nerfs:** neuropathie diurne, plus fréquente dans les membres inférieurs, avec diminution de la sensibilité des pieds, crampes, douleurs, ulcères, nécroses et amputations.

- **Yeux:** glaucome, cataracte et rétinopathie diurne, qui peuvent entraîner une perte de vision, voire la cécité.

- **Cœur:** hypertension artérielle et cardiopathie ischémique chronique.

- **Reins:** infections récurrentes, néphropathie diurne, qui peut entraîner une maladie rénale chronique.

- **Système immunitaire:** les personnes atteintes de diabète sucré sont particulièrement sensibles aux infections bactériennes et fongiques.

- **Système reproducteur:** impuissance et dysfonction érectile, infections récurrentes.

- **Système ostéo-articulaire:** ostéoporose, arthrite et arthrose.

*Je vous donne rendez-vous dans le prochain chapitre pour continuer à découvrir ensemble comment vaincre le diabète sucré.*

# CLASSEUR DE Contrôle

**CHAPITRE 2**

Thérapeute, vous trouverez à la page suivante 7 questions auxquelles vous devrez répondre sur la base des concepts que vous avez lus dans le chapitre précédent. Ces questions ne sont pas anodines ; la maîtrise des réponses vous rapprochera certainement beaucoup plus de la libération des symptômes, des médicaments, des risques et des complications.

*Répondez-y consciencieusement,*
Un gros câlin.

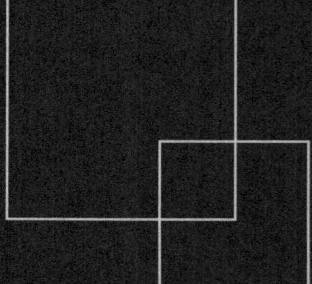

**1.** Les complications du diabète sucré sont divisées en deux groupes principaux, les complications aiguës et les complications chroniques :
- ○ Vrai
- ○ Faux

**2.** Si l'hyperglycémie aiguë n'est pas traitée, des complications aiguës du diabète sucré peuvent survenir.
- ○ Vrai
- ○ Faux

**3.** Au Brésil, plus de 130.000 personnes meurent chaque année des suites de complications aiguës et généralement évitables du diabète sucré.
- ○ Vrai
- ○ Faux

**4.** Le diabète sucré affecte divers organes et structures corporelles tels que le cerveau, les yeux, le cœur et les reins.
- ○ Vrai
- ○ Faux

**5.** En fin de compte, ce qui détermine si une personne diabétique aura des complications est :
- ○ La charge génétique que vous avez de vos parents
- ○ Leur mode de vie

**6.** La consommation d'aliments riches en hydrates de carbone (index glycémique élevé) n'est pas l'une des causes de la décompensation du glucose dans le sang :
- ○ Vrai
- ○ Faux

#jenaiplusdecomplications

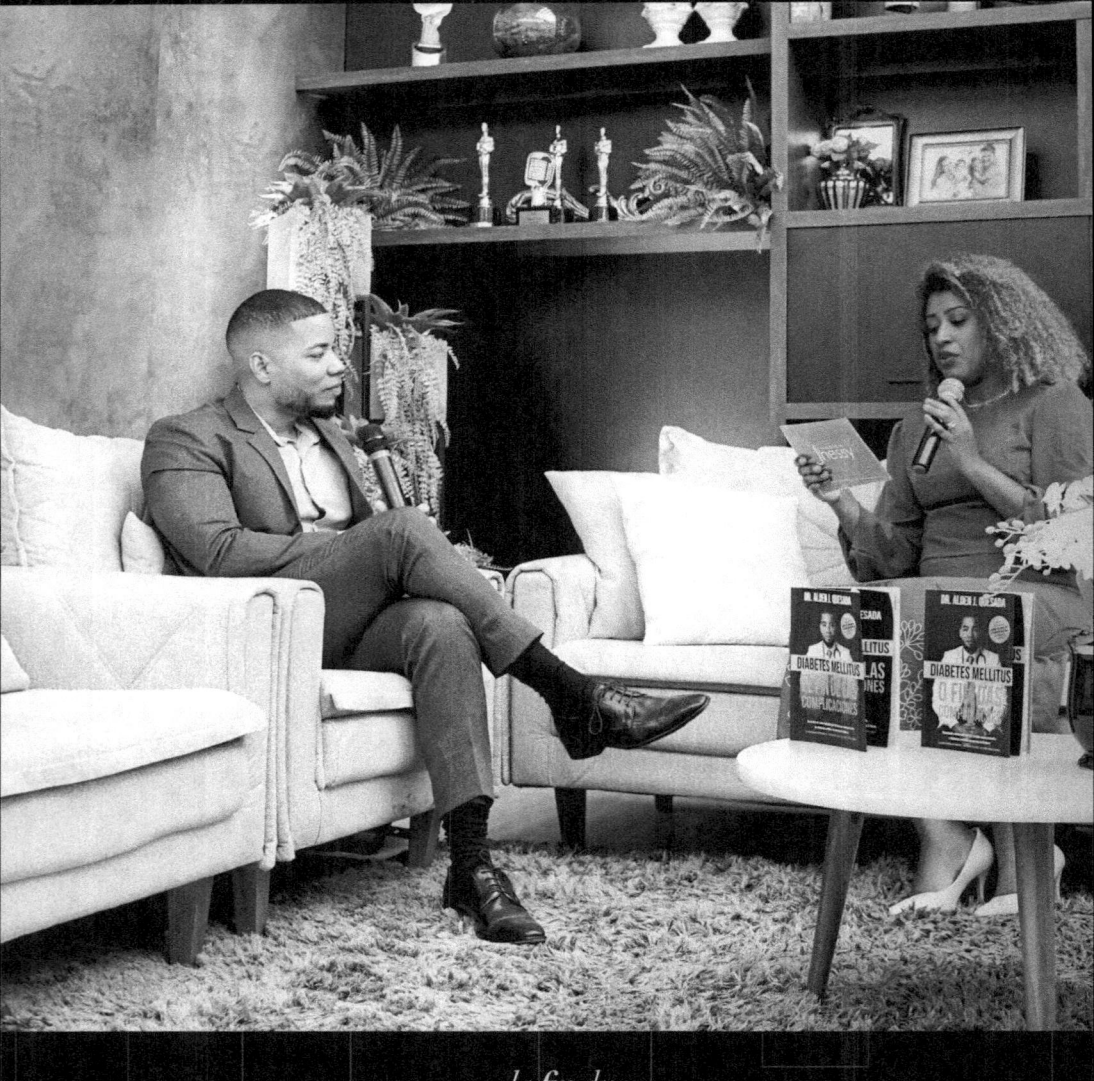

CHAPITRE 3

## THÉRAPIES NATURELLES DANS LE TRAITEMENT DU **DIABÈTE SUCRÉ**

je n'ai plus de complications

#jenaiplusdecomplications

@dr.aldenquesada

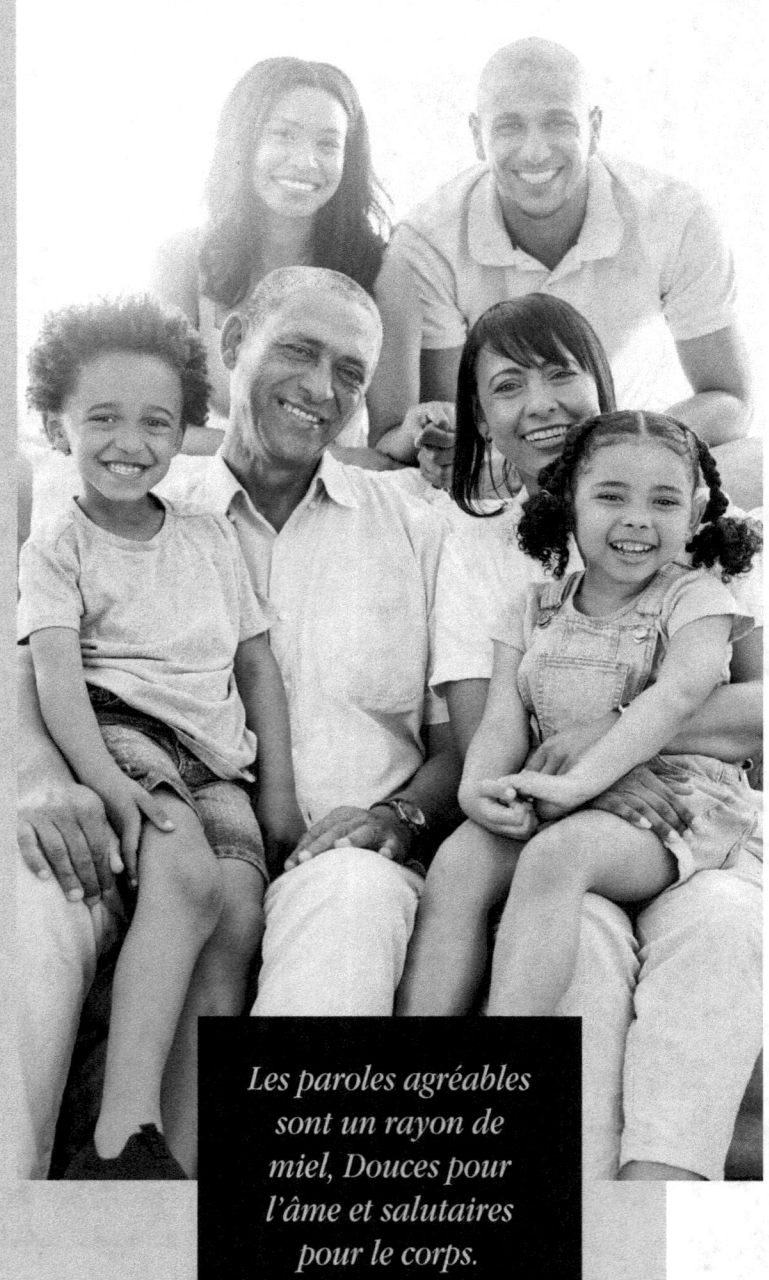

*la fin du*
**DIABÈTE SUCRÉ**

*Les paroles agréables sont un rayon de miel, Douces pour l'âme et salutaires pour le corps.*

PROVERBES 16:24

Les thérapies naturelles sont celles qui utilisent les ressources disponibles dans la nature, ou des méthodes qui ne nuisent pas à l'organisme, pour promouvoir la santé, guérir et prévenir les maladies.

Selon l'OMS, les termes "médecine complémentaire", "médecine alternative" ou "médecine naturelle" désignent un large éventail de pratiques de soins de santé qui ne font pas partie de la tradition ou de la médecine conventionnelle d'un pays donné, et qui ne sont pas non plus pleinement intégrées dans le système de santé prédominant.

Les thérapies naturelles sont utilisées en fonction du diagnostic du patient et leur objectif est toujours d'accélérer le processus de guérison et d'inverser les maladies ; cependant, leur fonction peut parfois être simplement palliative.

Les pratiques de la médecine traditionnelle chinoise (MTC) comprennent des procédures thérapeutiques et des traitements de santé tels que les médicaments à base de plantes, l'acupuncture et les thérapies manuelles comme l'acupression, la chiropractie, l'ostéopathie et d'autres techniques similaires, y compris le qi gong, le tai-chi, le yoga, la médecine thermale et d'autres thérapies physiques, mentales, spirituelles et psychophysiques.

J'ai découvert le monde des thérapies naturelles par l'intermédiaire de mon père, qui était un médecin orthodoxe reconnu dans son État, mais qui s'est rendu compte qu'en prescrivant des médicaments de l'industrie pharmaceutique, il ne pouvait pas réparer les dommages causés par les maladies. Au contraire, il voyait ses patients empirer d'année en année, comme c'était le cas de mes deux cousins diurnes.

Mon père a commencé à appliquer diverses thérapies naturelles avec d'excellents résultats, et je me souviens que les files d'attente des personnes désespérées à sa clinique étaient interminables.

Ma vocation pour les thérapies naturelles est apparue lorsque j'ai vu comment des personnes qui avaient perdu tout espoir retrouvaient la santé après avoir reçu les traitements naturels qu'il appliquait.

Après avoir terminé ma formation de médecin et de cardiologue, j'ai décidé qu'il était temps d'honorer l'héritage de mon père et j'ai recommencé à étudier ses protocoles de traitement.

J'ai découvert des choses incroyables; il avait noté la progression de beaucoup de ses patients, qui étaient littéralement ses études scientifiques où il enregistrait l'évolution des symptômes, des médicaments, entre autres variables cliniques et pharmaco-thérapeutiques, quelque chose de merveilleux.

100% de ses patients ont vu leur état s'améliorer de manière satisfaisante ou positive grâce à ses protocoles de traitement naturalistes.

J'ai commencé à étudier et à approfondir les thérapies naturelles, afin de mieux comprendre le fonctionnement du corps dans son ensemble plutôt que par fragments comme on nous l'enseigne à l'école de médecine.

J'avais également un avantage: j'avais suivi une formation de chercheur scientifique et j'avais accès à des centaines d'essais cliniques sur les effets bénéfiques des plantes et d'autres thérapies naturelles, publiés dans des bibliothèques médicales prestigieuses telles que Pubmed.

C'est ainsi que j'ai créé mon propre système thérapeutique, unifiant et harmonisant la médecine conventionnelle-orthodoxe avec des thérapies naturelles qui avaient été étudiées dans le cadre d'essais cliniques de grande envergure et dont l'efficacité avait été démontrée.

En d'autres termes, au lieu de traiter les altérations du corps avec des médicaments, qui n'inversent pas les dommages cellulaires, etc, j'ai créé un système, combinant et harmonisant diverses thérapies naturelles, qui peut stimuler le processus d'élimination des substances toxiques du corps et inverser, dans une large mesure, les dommages causés par les maladies.

La grande différence entre ce que la plupart des thérapeutes appliquent et la proposition de ce livre est que beaucoup d'entre eux, sans déprécier une seconde leur travail, appliquent une ou au plus trois techniques, ce qui est sans aucun doute bénéfique pour le corps humain, mais ne suffit pas à stimuler le processus de guérison dans toutes ses dimensions.

À titre d'exemple, il est peu probable qu'un professionnel qui applique l'acupuncture et l'acupression soit en mesure d'aider ses patients diurétiques, car il ne s'attaque pas au principal défi d'une personne atteinte de cette maladie : la nutrition.

En revanche, un spécialiste des thérapies naturelles qui maîtrise la macrobiotique, la phytothérapie et la thérapie par les fruits - entre autres thérapies qui stimulent le processus de désintoxication de l'organisme - peut aider les personnes atteintes de maladies chroniques, en particulier celles qui sont directement liées à la nutrition, à inverser les dommages - comprendre les symptômes et la plupart des complications - causés par ces maladies.

Et c'est précisément l'une des plus grandes contributions que j'ai apportées grâce à mes recherches.

J'ai découvert comment combiner les thérapies naturelles les plus puissantes, celles dont l'efficacité a été prouvée par des études scientifiques, d'une manière harmonieuse qui accélère l'inversion des dommages cellulaires, l'âge biologique et la désintoxication du corps.

En résumé : lorsque nous combinons quelques thérapies naturelles simples mais puissantes, et que nous les appliquons à des moments spécifiques de la journée, qui correspondent aux cycles du corps humain, nous stimulons le processus d'inversion des dommages cellulaires, tissulaires et organiques, d'une manière efficace à 100 %.

Après avoir traité des milliers de personnes diurnes dans le monde entier et étudié méticuleusement l'évolution de chacune d'entre elles, j'ai pu identifier les réponses de leur corps à la méthode et les objectifs que nous pouvions atteindre tout au long du processus de désintoxication du corps.

## Histoire naturelle de l'inversion des dommages

Ce concept, que j'ai créé, est basé sur les résultats que j'ai obtenus avec mes patients, où 100% d'entre eux ont réussi à éliminer les symptômes et à inverser les dommages neurologiques, rénaux et cardiovasculaires en 30 jours.

D'après mes recherches auprès de mes patients, les objectifs atteints par les traitements naturopathiques peuvent être divisés en deux groupes principaux :

- Objectifs généraux
- Objectifs temporels (évolutifs)

## Objectifs généraux

- Désintoxiquer le corps.
- Inverser l'âge biologique*.
- Contrôler la glycémie.
- Inverser les symptômes.
- Réduire ou éliminer les doses de médicaments.
- Éliminer le risque de développer des complications aiguës et chroniques du diabète.
- Contrôler tous les paramètres sanguins et les facteurs de risque cardiovasculaires.

## 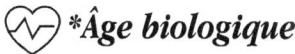 *Âge biologique

L'âge biologique est une mesure du fonctionnement physiologique et de la santé d'un individu par rapport à son âge chronologique, c'est-à-dire son âge réel en années. Cela comprend l'état des cellules, des organes et l'efficacité des processus qui nous maintiennent en vie.

L'âge biologique est comme l'horloge interne de votre corps qui mesure le temps écoulé depuis votre naissance en termes de fonctionnement de votre corps.

Bien que nous ayons tous un âge réel en années, nos parties internes, telles que les os, les muscles et les organes, vieillissent également, et certaines le font plus rapidement que d'autres, comme dans le cas de la diététique.

Par exemple, une personne atteinte de diabète sucré qui a 45 ans, ses organes peuvent avoir 55 ans d'âge biologique ou plus si d'autres maladies et altérations telles que l'obésité, l'hypertension, l'hypercholestérolémie, l'hypertriglycéridémie, etc, sont présentes.

C'est la fameuse phrase : "J'ai l'air bien à l'extérieur, mais je suis détruit à l'intérieur..."

La bonne nouvelle, c'est qu'en appliquant le protocole de désintoxication du corps proposé dans ce livre, il est possible d'inverser l'âge biologique et de le faire correspondre à l'âge chronologique, inversant ainsi les dommages causés par la maladie.

## Objectifs temporels

Si vous vous engagez à suivre la méthode à 100 % pendant 30 jours, voici ce que vous pouvez attendre :

### De 0 à 3 jours d'application de la méthode

1. Contrôle absolu de la glycémie, en évitant les complications aiguës.
2. L'intensité des symptômes commence à diminuer.
3. Réduction de la faim physique et psychologique.
4. Vous commencez à mieux dormir sans avoir besoin de médicaments.

### De 3 à 7 jours d'application de la méthode

1. Contrôle absolu de la glycémie, évitant les complications aiguës.
2. Vous commencez à réduire les doses de médicaments normoglycémiants (insuline rapide et lente, metformine, gliclazide, etc.).
3. Inversion presque complète des symptômes tels que : douleurs et crampes dans les jambes, fatigue et manque d'énergie, découragement, manque d'appétit sexuel, entre autres.
4. La faim psychologique continue à diminuer.
5. L'insomnie disparaît.

Il est important de souligner que lorsque les symptômes commencent à diminuer, c'est parce que les dommages neurologiques, rénaux et cardiovasculaires sont en train d'être inversés, c'est-à-dire que le corps est en train de subir le processus de réparation et de régénération de toutes ses structures au niveau des cellules, des tissus et des organes.

## De 7 à 28 jours d'application de la méthode

1. Contrôle absolu de la glycémie, évitant les complications aiguës et chroniques.

2. Inversion complète des symptômes, guérison des ulcères, amélioration de la vision, de la libido et de la performance sexuelle.

3. Contrôle de la tension artérielle et des paramètres sanguins (cholestérol, triglycérides, fonction rénale, etc.).

4. La nécessité d'utiliser des médicaments normoglycémiants (insuline rapide et lente, metformine, gliclazide, etc.) continue de diminuer jusqu'à ce qu'il soit finalement possible de les éliminer complètement ou de maintenir des dosages minimaux.

5. Vous perdrez entre 6 kg et 14 kg de poids corporel en 30 jours ou retrouverez votre poids idéal si vous êtes en dessous de votre poids idéal.

6. Contrôle absolu de la faim psychologique.

7. Réapprovisionnement en tous les nutriments essentiels.

8. Augmentation de l'énergie et de la disposition.

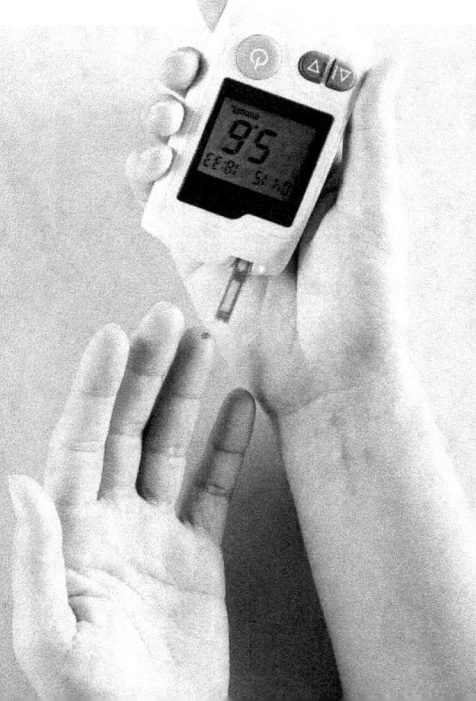

- Contrôle absolu de la glycémie, évitant les complications aiguës.
- L'intensité des symptômes commence à diminuer.
- Réduction de la faim physique et psychologique.
- Vous commencez à mieux dormir sans avoir besoin de médicaments.

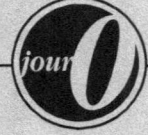

- Contrôle absolu de la glycémie, évitant les complications aiguës.
- Vous commencez à réduire les doses de médicaments normoglycémiants (insuline rapide et lente, metformine, gliclazide, etc.).
- Inversion presque complète des symptômes tels que : douleurs et crampes dans les jambes, fatigue et manque d'énergie, découragement, manque d'appétit sexuel, entre autres.
- La faim psychologique continue à diminuer.
- L'insomnie disparaît.

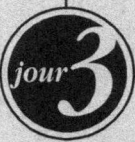

**HISTOIRE NATURELLE DE L'INVERSION DES DOMMAGES**

- Contrôle absolu de la glycémie, évitant les complications aiguës et chroniques.

- Inversion complète des symptômes, guérison des ulcères, amélioration de la vision, de la libido et des performances sexuelles.

- Contrôle de la pression artérielle et des paramètres sanguins (cholestérol, triglycérides, fonction rénale, etc.).

- La nécessité d'utiliser des médicaments normoglycémiants (insuline rapide et lente, metformine, gliclazide, etc.) continue à diminuer jusqu'à ce qu'il soit finalement possible de les éliminer complètement ou de maintenir des dosages minimaux.

- Vous perdrez entre 6 kg et 14 kg de poids corporel en 30 jours ou retrouverez votre poids idéal si vous êtes en dessous de votre poids idéal.

- Contrôle absolu de la faim psychologique.

- Réapprovisionnement de tous les nutriments essentiels.

- Augmentation de l'énergie et de l'état d'esprit.

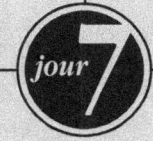 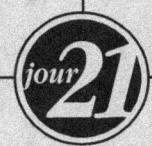

 **Objectifs par temps**
Les résultats que vous obtiendrez après avoir commencé à utiliser la méthode.

#jenaiplusdecomplications

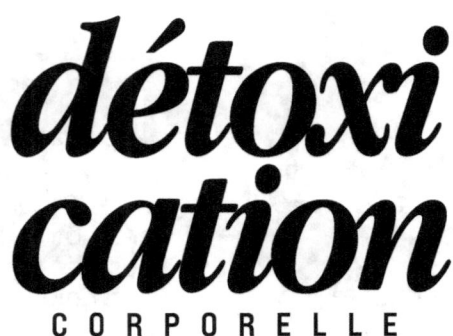

# détoxication
## CORPORELLE

J'imagine que vous vous demandez: *Comment les thérapies naturelles permettent-elles d'obtenir ces résultats spectaculaires?*

**La réponse est:**

Par la désintoxication du corps, qui est un merveilleux processus naturel d'élimination des toxines accumulées dans l'organisme, responsables de la plupart, voire de la totalité, des maladies chroniques.

Le processus de détoxification de l'organisme se déroule dans des organes clés tels que le foie, les reins et les intestins, qui travaillent ensemble pour filtrer et éliminer les toxines.

Ces organes accomplissent une tâche vitale, mais ils peuvent parfois être submergés par une charge toxique excessive due à notre mode de vie moderne, qui comprend une alimentation malsaine, un stress excessif et une exposition à des polluants tels que les médicaments et les contaminants de l'environnement.

Cette surcharge excessive de toxines est également responsable de l'aggravation du diabète sucré et de l'apparition de symptômes et de complications.

Sans entrer dans les détails, car ce n'est pas le but de ce livre, il est important que vous sachiez que le corps dispose de 4 mécanismes naturels puissants pour éliminer les toxines:

- La peau (par la sueur).
- Les reins (par l'urine).
- Le foie et les intestins (par les matières fécales).
- Les poumons (par l'oxygénation et l'élimination du $CO_2$).

En stimulant ces mécanismes de la bonne manière, au bon moment et avec les bonnes combinaisons de thérapies naturelles, nous pouvons "forcer" notre corps à éliminer en quelques jours les toxines accumulées pendant des années, qui sont responsables du dysfonctionnement du pancréas et d'autres organes affectés, de la résistance à l'insuline, de l'hyperglycémie et de la nécessité de prendre des médicaments.

Un concept qu'il me semble extrêmement important de rappeler, car vous devez le maîtriser, est celui de l'Alimentation Saine.

Même si nous allons utiliser diverses thérapies naturelles pour inverser les dommages causés par le DS, l'Alimentation Saine - il est bon de le rappeler - est le pilier fondamental de la Détoxication de l'organisme.

**Un aliment sain doit répondre à 5 principes :**

1. Au cours de sa culture et de sa récolte, il n'a pas été contaminé par des pesticides, etc.
2. Il est dans son état naturel ou peu manipulé lorsqu'il est consommé.
3. Plus vous en mangez, jusqu'à la sensation de satiété, plus il est bénéfique

pour votre santé car il fournit les macro et micronutriments essentiels au bon fonctionnement des cellules.

4. Il peut être consommé aussi bien en présence de santé que de maladie, et il n'accélère pas la progression des dommages ; au contraire, il stimule l'inversion des symptômes.

5. Sa consommation, en quantité rationnellement adéquate, n'augmente pas votre taux de glucose dans le sang car il a un indice et une charge glycémiques faibles ou modérés.

Si vous lisez attentivement ces 5 principes, vous verrez à quel point nous sommes aujourd'hui loin d'une alimentation saine.

Pour mieux comprendre ce qu'est un aliment (ou un régime) sain, permettez-moi de partager avec vous un exemple très illustratif :

Souvent, votre médecin ou votre endocrinologue vous suggère de prendre du lait avec du café et du pain de blé entier avec du fromage ou de la margarine au petit-déjeuner. Mais que se passe-t-il après ce petit-déjeuner ?

En général, votre taux de sucre dans le sang augmente, et vous pouvez penser que c'est "normal", que c'est le résultat du diabète sucré, sans réaliser que cette hyperglycémie est secondaire à un petit-déjeuner complètement dépourvu d'aliments sains.

La bonne nouvelle, c'est que dans les chapitres suivants, vous apprendrez comment stimuler correctement et de manière 100 % naturelle le processus de détoxification du corps pour inverser les dommages causés par le diabète sucré.

# SYNDROME DE
# *désintoxication*

Lorsqu'une personne entame un processus de détoxification du corps, il est courant de ressentir une série de symptômes au cours des premiers jours.

Ces symptômes sont la réponse du corps à la libération des toxines et aux changements de l'équilibre chimique interne. Les symptômes les plus courants sont les suivants:

- Maux de tête.
- Nausées et vertiges.
- Faiblesse.
- Crampes.
- Vision trouble.
- Irritabilité.
- Changements cutanés.
- Entre autres.

Ces symptômes sont dus à la "réaction" du corps à un processus de changement et sont un excellent signe que votre corps est en train de subir un merveilleux processus de désintoxication et d'éliminer toutes les toxines.

Si ces symptômes apparaissent, vous ne devez pas vous inquiéter, mais plutôt procéder comme suit:

1. Soyez reconnaissant, car ils indiquent que des changements spectaculaires sont en train de se produire dans votre corps.
2. Allongez-vous pendant quelques minutes et buvez du thé normoglycémique ou du jus de concombre pour rester hydraté.

Ces symptômes peuvent durer jusqu'à 7 jours, jamais plus, et lorsqu'ils disparaîtront, vous éprouverez un niveau incroyable d'énergie et de préparation.

 *Suggestion du Dr. Quesada*

Si les symptômes persistent pendant plus de 7 jours, ou s'ils sont très intenses, je vous suggère de consulter un médecin dès que possible.

Après cette période, que j'appelle la période d'hyper-toxémie parce qu'elle est due à un excès de toxines dans le sang que le corps a besoin d'éliminer, mes patients me disent souvent:

*"Dr. Quesada, je suis électrique avec tellement d'énergie".*

La désintoxication corporelle est une étape importante vers l'amélioration de la santé et du bien-être général, et rapidement, les bénéfices dépassent de loin les symptômes initiaux.

En conclusion, la désintoxication corporelle est un processus fondamental pour libérer le corps des toxines accumulées. Les premiers symptômes peuvent être difficiles, mais avec une bonne hydratation-nutrition et du repos, il est possible d'y faire face rapidement et efficacement.

 *Note importante*

Si ces symptômes n'apparaissent pas, vous ne devez pas vous inquiéter non plus car cela est dû à deux faits fondamentaux :

- Soit votre corps n'a pas été surchargé de toxines.
- Soit les 4 mécanismes d'élimination corporelle fonctionnent parfaitement bien et ont éliminé les toxines rapidement.

*Nous continuons d'avancer...*

***Mon objectif est que vous deveniez votre propre thérapeute.***

# CLASSEUR DE Contrôle

**CHAPITRE 3**

Thérapeute, à la page suivante, vous avez **5 questions** auxquelles vous devez répondre sur la base des concepts que vous avez lus dans le chapitre précédent. Il est important que vous maîtrisiez les objectifs des thérapies naturelles pour inverser les dommages causés par le diabète sucré.

*Répondez-y consciencieusement,*
Un gros câlin.

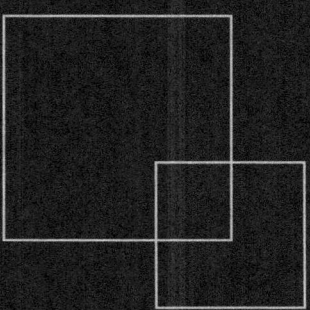

**1.** En appliquant le protocole Body Detox proposé dans ce livre, il est possible d'inverser l'âge biologique et de le faire correspondre à l'âge chronologique, ce qui permet d'inverser les dommages causés par la maladie.
  ○ Vrai
  ○ Faux

**2.** En combinant des thérapies naturelles simples mais puissantes et en les appliquant à des moments précis de la journée, qui correspondent aux cycles du corps humain, nous stimulons le processus d'inversion des dommages subis par les cellules, les tissus et les organes de manière efficace à 100%.
  ○ Vrai
  ○ Faux

**3.** Lorsque les symptômes commencent à diminuer, c'est que les lésions neurologiques, rénales et cardiovasculaires sont en train de s'inverser, c'est-à-dire que le corps met en œuvre le processus de réparation et de régénération de toutes ses structures au niveau des cellules, des tissus et des organes.
  ○ Faux
  ○ Vrai

**4.** Si des symptômes liés à la désintoxication du corps apparaissent, il vous suffit de vous allonger quelques minutes et de boire le thé normoglycémique ou le jus de concombre.
  ○ Faux
  ○ Vrai

**5.** Tous les aliments recommandés dans ce livre répondent au concept d'alimentation saine et ont un indice et une charge glycémiques faibles.
  ○ Faux
  ○ Vrai

#jenaiplusdecomplications

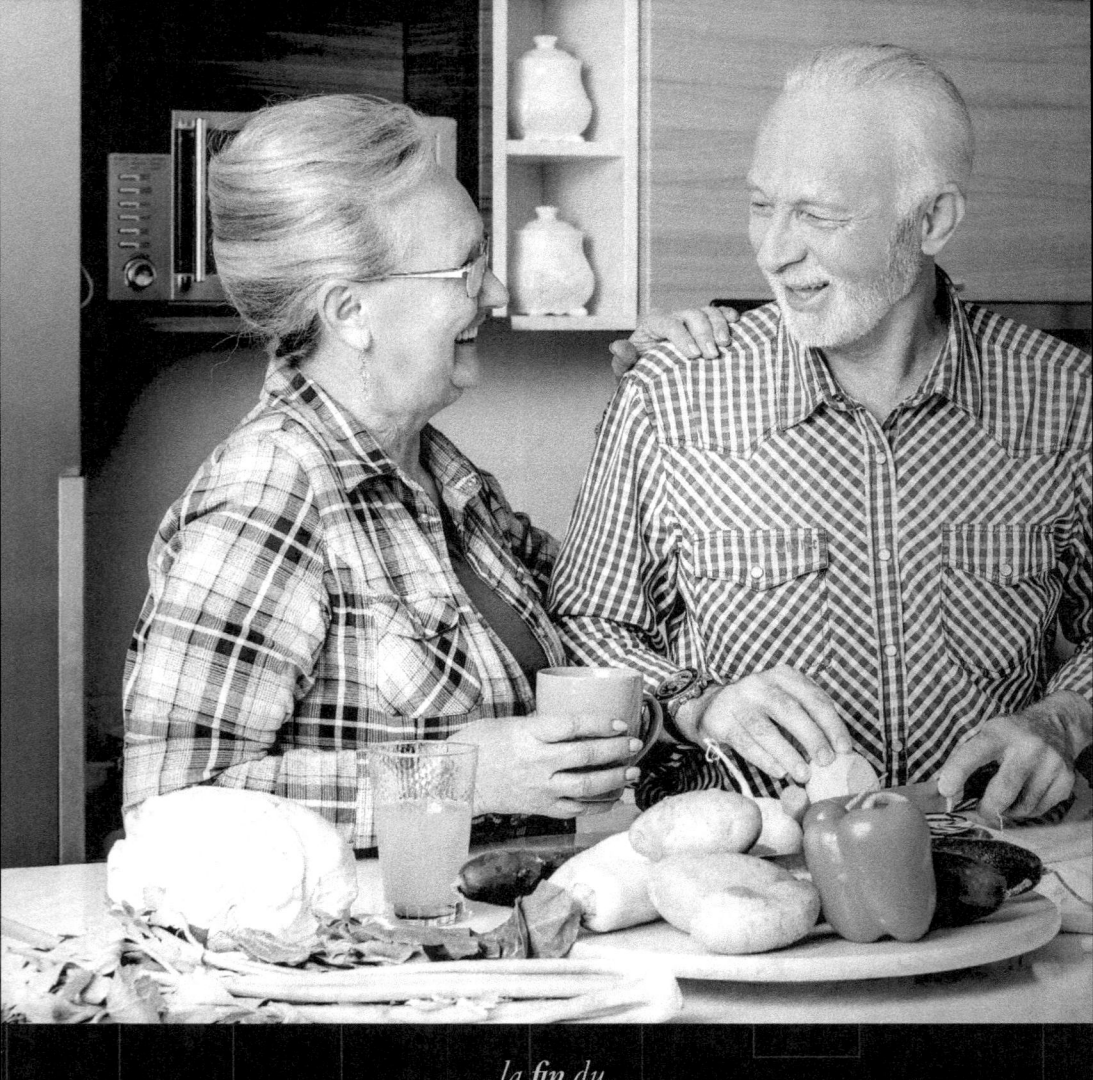

*la fin du*
# DIABÈTE
## SUCRÉ

CHAPITRE 4

L'IMPORTANCE D'UNE ALIMENTATION SAINE DANS L'INVERSION
# DU DIABÈTE SUCRÉ

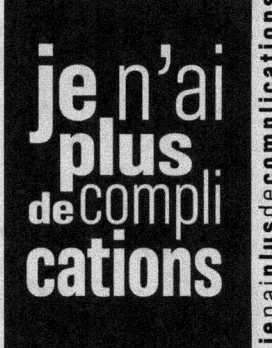

je n'ai plus de complications

#jenaiplusdecomplications

@dr.aldenquesada

# la fin du DIABÈTE SUCRÉ

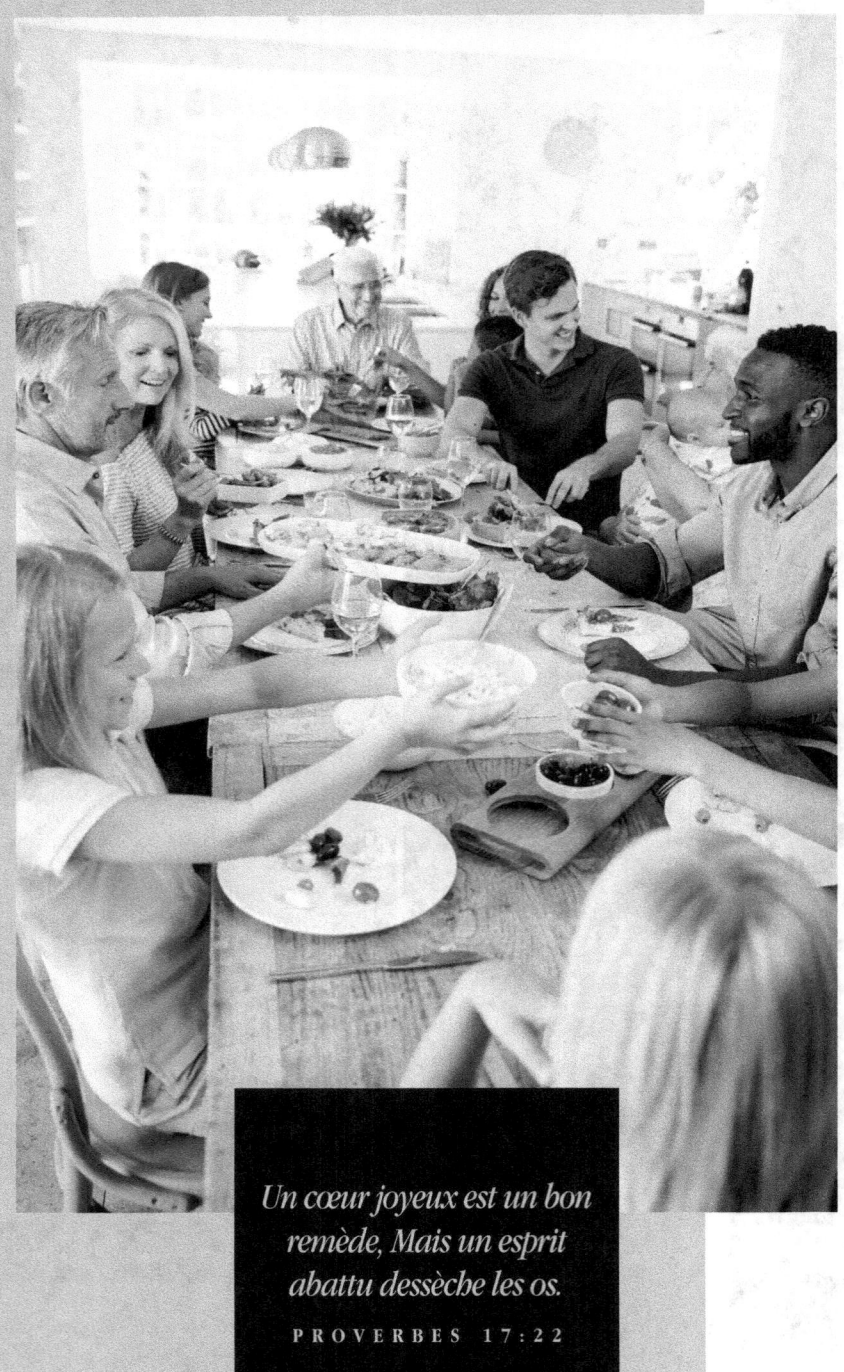

*Un cœur joyeux est un bon remède, Mais un esprit abattu dessèche les os.*

PROVERBES 17:22

## L'IMPORTANCE D'UNE ALIMENTATION SAINE DANS L'INVERSION DU DIABÈTE SUCRÉ

De nombreux médicaments et technologies ont été développés pour le contrôle du diabète sucré, mais un aspect qui continue à être un pilier irremplaçable dans son traitement est sans aucun doute le régime alimentaire.

La nourriture que nous consommons n'est pas seulement une source de plaisir ou d'énergie ; c'est essentiellement la matière première que notre corps utilise pour réguler les processus qui maintiennent la santé ou génèrent des maladies, en particulier celles qui sont acquises et connues comme étant chroniques.

Si nous y réfléchissons bien, chaque bouchée de nourriture est une décision que nous prenons pour ou contre notre santé.

Face au diabète, le régime alimentaire joue un rôle non seulement dans le contrôle immédiat de la glycémie, mais il a aussi un impact profond sur la prévention des complications à court et à long terme.

Faire des choix alimentaires quotidiens sains fera la différence entre maintenir une santé stable ou faire face à des épisodes aigus d'hypoglycémie ou d'hyperglycémie et à des complications.

L'adhésion à un régime alimentaire sain, cohérent et conscient, nous protégera de l'apparition de complications chroniques, telles que les maladies cardiaques, les maladies rénales ou les dommages neurologiques tels que les lésions nerveuses.

Maintenant, pour mieux comprendre comment les choix alimentaires affectent le contrôle du diabète et la prévention des complications, je propose que nous examinions deux indicateurs qui aident à prédire l'impact des aliments sur la réponse glycémique.

#jenaiplusdecomplications

**Ces indicateurs sont :**

- L'index glycémique (IG)
- La charge glycémique (CG)

## L'index glycémique

Le concept a été introduit par Jenkins et al, au début du siècle dernier, comme système de classification des glucides (CHO), en fonction de leur impact immédiat sur le taux de glucose.

L'IG montre comment des aliments contenant la même quantité de glucides peuvent avoir des effets différents sur le taux de glucose.

Lorsque l'on ingère des aliments contenant des glucides, ceux-ci sont décomposés dans l'organisme en glucose, notre principal carburant énergétique. Le processus de transformation et la vitesse à laquelle le glucose est libéré dans le sang varient en fonction du type de glucide.

Alors que les glucides simples peuvent provoquer des pics de glucose - hyperglycémie - en 15 minutes environ, les glucides complexes, riches en fibres, mettent entre une et deux heures à le faire, contribuant ainsi à maintenir un équilibre constant de notre taux de glucose.

Voici une explication simple du concept d'IG :

Imaginez que tous les glucides que vous consommez sont comme des trains qui transportent le sucre vers votre sang. L'IG vous indique à quelle vitesse ce train (glucide) délivre sa charge de sucre dans le sang.

Il est important de souligner que ce système nous aide à classer les glucides dans les catégories d'index glycémique faible, modéré ou élevé, en fonction de leur impact sur le taux de glucose.

##  Classification des aliments selon l'IG

En fonction de la façon dont ils augmentent la glycémie par rapport à un glucide de référence : le glucose (IG 100).

1. **IG bas (55 ou moins)** : Ces aliments sont digérés, absorbés et métabolisés lentement, ce qui entraîne une augmentation graduelle de la glycémie. En général, il leur faut entre une et deux heures pour le faire.
2. **IG moyen (56-69)** : Ces aliments ont un impact intermédiaire sur la glycémie.
3. **IG élevé (70 ou plus)** : Ces aliments se décomposent rapidement dans le système digestif et libèrent du glucose dans le sang à un rythme plus rapide, en général à partir de 15 minutes environ après l'ingestion.

## *Réponse glycémique rapide*

Se produit lorsque nous mangeons des aliments à IG élevé. Le glucose contenu dans ces aliments est absorbé rapidement, ce qui provoque des pics d'hyperglycémie.

Cette augmentation rapide du taux de sucre dans le sang déclenche une réponse de l'organisme, qui libère un volume important d'insuline pour gérer cet excès de sucre. Cependant, cette augmentation rapide du taux de glucose est souvent suivie d'une chute brutale, ce qui peut entraîner de la fatigue et une sensation de faim accrue.

Certaines recherches scientifiques ont montré que les personnes qui consomment des régimes à IG élevé sont moins rassasiées, ce qui entraîne une prise alimentaire excessive, favorisant une augmentation du poids corporel et du taux d'hémoglobine glycosylée.

En outre, la consommation d'aliments à IG élevé peut modifier le profil lipidique et la sécrétion d'insuline, ce qui favorise l'apparition de maladies cardiovasculaires et l'aggravation du diabète sucré.

La consommation d'aliments à IG élevé semble déclencher une série d'événements hormonaux dans la période postprandiale, provoquant une faim accrue et une prise alimentaire excessive.

## *Réponse glycémique lente*

Est le résultat de la consommation d'aliments à IG faible.

Ces aliments libèrent le glucose dans le sang de manière plus progressive, ce qui contribue à une augmentation plus lente et plus régulière du taux de sucre dans le sang, se traduisant par une libération d'énergie plus constante et plus durable.

Il est important de noter que la consommation d'aliments à IG bas peut aider à prévenir les pics et les chutes du taux de glucose, ce qui est particulièrement important pour les personnes diabétiques.

Il a également été prouvé que les aliments à IG bas peuvent aider à maintenir une sensation de satiété plus longtemps, ce qui est bénéfique pour éviter la faim psychologique et la prise de poids.

En outre, la consommation d'aliments à faible IG peut diminuer la sécrétion d'hormones protéolytiques contre-régulatrices telles que le cortisol, l'hormone de croissance et le glucagon, stimulant ainsi la synthèse des protéines.

Certaines recherches scientifiques montrent que la régulation de la masse grasse corporelle associée à la consommation de régimes à faible IG peut être liée à l'activation des gènes.

On a observé que la consommation d'aliments à faible IG tend à augmenter la teneur en masse maigre et à réduire de manière significative la teneur en graisse corporelle, ce qui favorise le contrôle et l'inversion des dommages causés par le diabète sucré.

## *Facteurs influençant l'indice glycémique :*

- **Variété :** Le riz blanc a un indice glycémique plus élevé que le riz brun.

- **Fibres :** La teneur en fibres d'un amidon peut agir comme une barrière contre l'action des amylases et ralentir l'absorption. Plus la teneur en fibres est élevée, plus l'IG est bas.

- **Cuisson :** l'hydratation et la chaleur ont tendance à augmenter l'IG. Évitez de trop cuire les pâtes et les pommes de terre jusqu'à ce qu'elles deviennent trop molles.

- **Température :** Lorsque l'amidon est cuit puis refroidi, son IG diminue. Les pâtes, le riz ou les pommes de terre refroidis ont un IG plus bas.

- **Maturité :** plus le fruit est mûr, plus son IG est élevé. Choisissez des fruits mûrs mais pas trop.

- **Combinaisons :** Dans certains glucides, la teneur naturelle en protéines peut ralentir l'hydrolyse de l'amidon et abaisser son IG. Incluez les légumineuses dans votre alimentation car elles contiennent des protéines dans leur composition.

- **Présentation :** Les aliments entiers ou en morceaux sont absorbés plus lentement que les liquides. Il est préférable de consommer les tubercules, les fruits et les légumes en morceaux ou entiers, plutôt qu'en purée ou en jus.

Il est essentiel de souligner que l'index glycémique n'est pas le seul facteur à prendre en compte lors de l'élaboration d'un régime alimentaire, en particulier pour les personnes atteintes de diabète. D'autres aspects, tels que la quantité totale de glucides, la qualité nutritionnelle des aliments et la charge glycémique (que nous aborderons plus tard), sont également essentiels.

Enfin, n'oubliez jamais qu'il est nécessaire d'être guidé par un professionnel de la santé ou un nutritionniste lorsque vous apportez des changements importants à votre alimentation sur la base de l'IG.

## Charge glycémique

La charge glycémique est une combinaison de l'IG et de la quantité de glucides (HC) d'un aliment. Elle est obtenue en multipliant l'indice glycémique de l'aliment par les glucides disponibles (en grammes) et en divisant le résultat par 100.

**GL** = IG * quantité de HC (g) / 100

### Classification des aliments en fonction de la charge glycémique

- **Faible charge glycémique :** 1 à 10
- **Charge glycémique moyenne :** 11 à 19
- **Charge glycémique élevée :** 20 ou plus

Rappelant l'explication du train qui transporte le sucre dans le sang, la CG fait référence à la quantité de sucre que ce train transporte.

Contrairement à l'index glycémique, qui ne prend en compte que la qualité des glucides à consommer, la CG inclut la quantité de glucides dans une portion d'aliment, ce qui en fait une méthode plus conseillée pour la gestion du glucose.

En d'autres termes, alors que la valeur de l'index glycémique indique uniquement la vitesse à laquelle les glucides sont convertis en glucose, la charge glycémique nous renseigne également sur la quantité de glucides assimilables que fournit un aliment. Ces deux aspects sont importants pour comprendre l'impact des aliments sur la glycémie.

La CG nous renseigne sur l'intensité de la réponse insulinique qu'un aliment que nous allons consommer va provoquer, car un aliment peut avoir un IG élevé, mais s'il contient peu d'hydrates de carbone, sa CG peut être faible.

Lorsque nous parlons d'hydrates de carbone assimilables, ou disponibles, nous nous référons uniquement à ceux qui produiront une augmentation du glucose. Les fibres, bien qu'elles fassent partie des glucides, ne sont pas absorbées et ne sont donc pas prises en compte dans le calcul de la charge glycémique.

Par conséquent, tous les aliments qu'une personne diabétique doit consommer, si elle souhaite inverser les dommages causés par cette maladie et éviter les complications, doivent respecter 5 principes fondamentaux pour être un aliment sain :

1. N'a pas été contaminé par des pesticides, etc, pendant le processus de culture et de récolte.

2. Est à l'état naturel ou peu transformé au moment de sa consommation.

3. Plus vous en mangez jusqu'à ce que vous vous sentiez rassasié, plus il est bénéfique pour votre santé, car il fournit les macro et micronutriments essentiels au bon fonctionnement des cellules.

4. Il peut être consommé aussi bien en bonne santé qu'en présence

de maladies et n'accélère pas la progression des dommages ; au contraire, il stimule l'inversion des symptômes.

5. Sa consommation, en quantité rationnellement adéquate, n'augmente pas votre taux de sucre dans le sang car il a un indice et une charge glycémiques faibles ou modérés.

Par conséquent, tous les aliments qu'une personne diabétique devrait consommer, si elle veut inverser les dommages causés par cette maladie et éviter les complications, doivent respecter ces 5 principes fondamentaux.

Vous pensez peut-être qu'il est difficile de s'adapter au concept de l'alimentation saine, mais n'oubliez jamais que les récompenses sont immenses si vous investissez dans vous-même, dans votre avenir et dans votre bien-être.

Chaque choix alimentaire est une occasion de renforcer votre santé, de fournir à votre corps le "carburant" dont il a besoin pour fonctionner de manière optimale.

**Il est temps de réfléchir et de nous poser les questions suivantes:**

*Est-ce que je fais les bons choix alimentaires pour mon bien-être?*

*Est-ce que ce que je fais quotidiennement aggrave ma maladie, ou est-ce que je construis la santé, la liberté et le bonheur?*

Des réponses honnêtes à ces questions feront sans aucun doute de vous une meilleure personne...

##  Remarque importante

Tous les aliments recommandés dans ce livre sont conformes au concept d'alimentation saine et ont un indice et une charge glycémiques faibles.

### Aliments à éviter

Enfin, pour compléter notre compréhension de ce qui constitue une alimentation saine, il existe un groupe d'aliments reconnus comme nuisibles à la santé ou comme n'étant pas les meilleurs pour aider le processus d'inversion des dommages causés par le diabète sucré.

Ces aliments devraient toujours être évités, ou au moins pendant les 30 jours où vous suivez votre processus de désintoxication du corps.

**En excluant ces aliments de vos repas, vous soutenez :**

- le processus de désintoxication du corps.
- le contrôle de la glycémie.
- l'inversion de l'âge biologique, des symptômes et des maladies.

**Évitez de consommer :**

1. **le lait et ses dérivés :** le fromage, la crème glacée, le yaourt aromatisé, etc.

2. **les matières grasses :** la margarine, le beurre, les huiles raffinées, etc.

3. **Aliments contenant des additifs chimiques :** colorants, conservateurs, arômes, assaisonnements en cube, etc.

4. **Aliments transformés par des techniques de génie génétique :** farines raffinées, chocolat, café, aliments frits, cornichons (conservés), aliments fumés, sodas, sucre blanc, bonbons.

5. **Aliments d'origine animale :** viandes rouges (porc et bœuf), viandes

transformées (mortadelle, chorizo, salami, jambon, etc.), et fruits de mer comme les crevettes, les crabes et les homards.

6. **Farine raffinée :** sucreries, gâteaux, pain, etc.

7. **Boissons :** alcool et ses dérivés (bière, rhum, etc.), boissons gazeuses et transformées (y compris toutes celles qui sont vendues en boîte comme étant "naturelles", car elles contiennent des conservateurs).

##  *Remarque importante*

- Lorsque vous faites vos courses, prenez la liste d'aliments proposée à la fin de ce livre et soyez cohérent ; résistez à la tentation d'acheter les aliments à éviter ou ceux qui ne figurent pas sur la liste d'achats.

- Si vous avez l'un de ces aliments à éviter chez vous, et que c'est faisable, envisagez d'en faire don à une personne de votre entourage qui n'est pas malade. Faites-le avec beaucoup de joie, en vous félicitant d'être maître de vos décisions et de choisir d'être une personne exempte de symptômes et de complications.

### Concernant la consommation de protéines animales

Il vous est conseillé de ne pas manger de viande, en particulier de la viande rouge, pendant les 30 jours de désintoxication corporelle.

Le produit final de la viande que nous ingérons, en plus des acides aminés, est l'ammoniaque.

L'ammoniac est un gaz extrêmement toxique qui doit être transformé en acide urique pour pouvoir être éliminé par les reins.

Le diabète sucré affecte les reins et si vous consommez beaucoup de protéines animales, il est probable que vos reins soient surchargés de toxines et qu'ils soient endommagés à un certain degré. Nous allons donc limiter leur consommation pour améliorer cette situation et renforcer la fonction rénale.

Les protéines recommandées dans ce guide pour 30 jours sont d'origine végétale, de haute valeur biologique et ont d'excellentes propriétés pour régénérer les cellules, les tissus et les organes endommagés par le DS.

*Pour mieux comprendre la puissance de l'adhésion à un régime dont la principale source de protéines est végétale, voici un exemple:*

La plupart de mes patients présentant un certain degré d'insuffisance rénale voient s'améliorer tous les paramètres cliniques et de laboratoire (créatinine, acide urique, filtration glomérulaire, etc.) après avoir éliminé les viandes, en particulier les viandes "rouges", pendant 30 jours.

**Sources de protéines d'origine végétale recommandées dans ce protocole :**

- Pois chiches
- Lentilles
- Haricots
- Quinoa
- Miso
- Entre autres

###  *Remarques importantes*

1. L'envie de manger de la viande animale peut vous sembler "incontrôlable" et vous causer un peu d'anxiété. Dans ce cas, ne vous inquiétez pas. Consommez une petite portion de poulet ou de poisson cuit à l'autocuiseur avec de l'eau, du sel, de l'oignon, de l'ail, du romarin et d'autres épices naturelles une fois par jour, en particulier au déjeuner, et combinez-la uniquement avec les légumes indiqués. Diminuez progressivement la fréquence de la consommation de viande jusqu'à deux fois par semaine.

2. Ne combinez jamais la viande avec des pommes de terre, des patates douces, du taro, des ignames, du manioc ou toute autre source d'hydrates de carbone, car votre glycémie augmentera rapidement après la consommation de ces aliments.

# Notes
## DE CHAPITRE

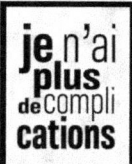

# CLASSEUR DE Contrôle

**CHAPITRE 4**

Thérapeute, vous trouverez sur la page suivante **5 questions** basées sur les concepts que vous avez lus dans le chapitre précédent. Il est essentiel que vous compreniez l'importance de la nutrition dans l'inversion des dommages causés par le diabète sucré et que vous saisissiez quelques concepts de base qui vous aideront dans votre voyage.

*Répondez-y de manière réfléchie,*
Un gros câlin.

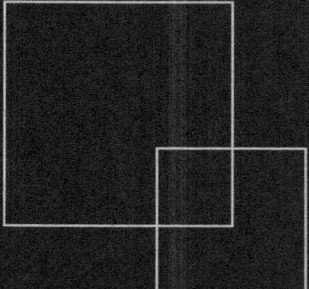

**1.** Pour inverser les dommages causés par le diabète sucré, une alimentation saine est généralement plus importante que les médicaments, en particulier dans les premiers stades de la maladie.
   ◯ Vrai
   ◯ Faux

**2.** Face au diabète sucré, une alimentation saine joue non seulement un rôle important dans le contrôle immédiat de la glycémie, mais a également un impact profond sur la prévention des complications à court, moyen et long terme.
   ◯ Vrai
   ◯ Faux

**3.** Le choix quotidien d'aliments sains fera la différence entre le maintien d'une bonne santé et des épisodes aigus d'hypoglycémie ou d'hyperglycémie et de complications.
   ◯ Faux
   ◯ Vrai

**4.** Les glucides simples peuvent provoquer des pics de glucose - hyperglycémie - en l'espace d'environ 15 minutes. Les glucides complexes, riches en fibres, mettent entre 1 et 2 heures à le faire, contribuant ainsi à des niveaux de glycémie plus stables.
   ◯ Faux
   ◯ Vrai

**5.** Tous les aliments recommandés dans ce livre répondent au concept d'alimentation saine et ont un indice glycémique et une charge glycémique faibles.
   ◯ Faux
   ◯ Vrai

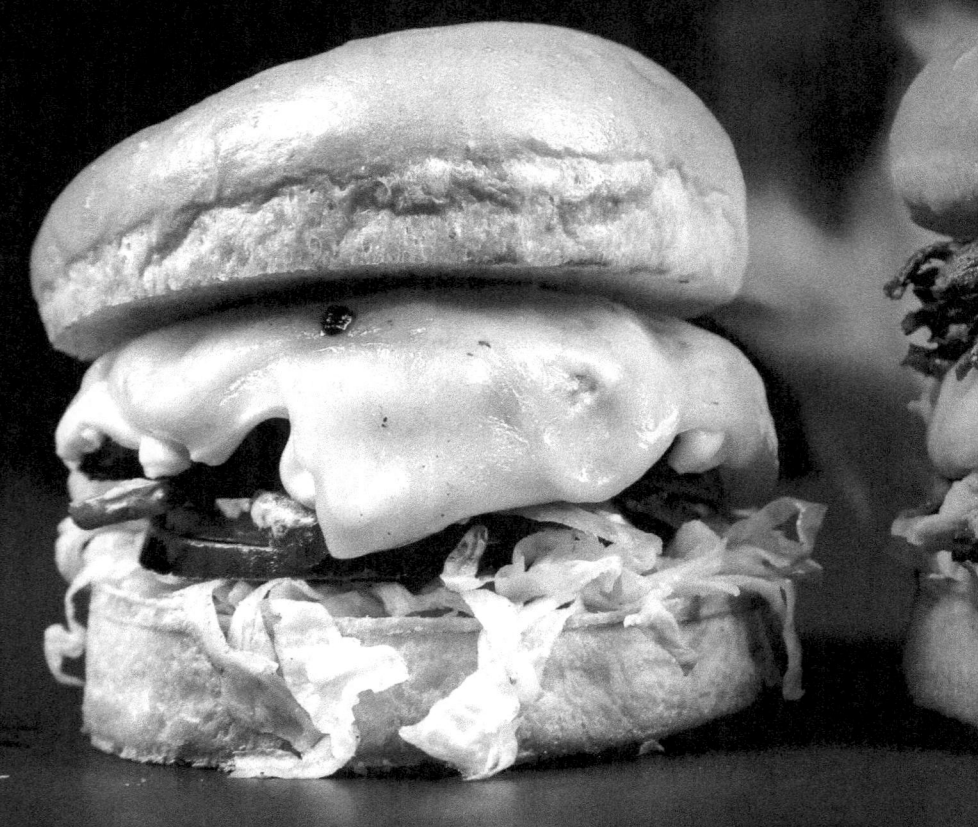

CHAPITRE 5

# COMPULSION ALIMENTAIRE ET DIABÈTE SUCRÉ

**je n'ai plus de compli cations**

#jenaiplusdecomplications

@dr.aldenquesada

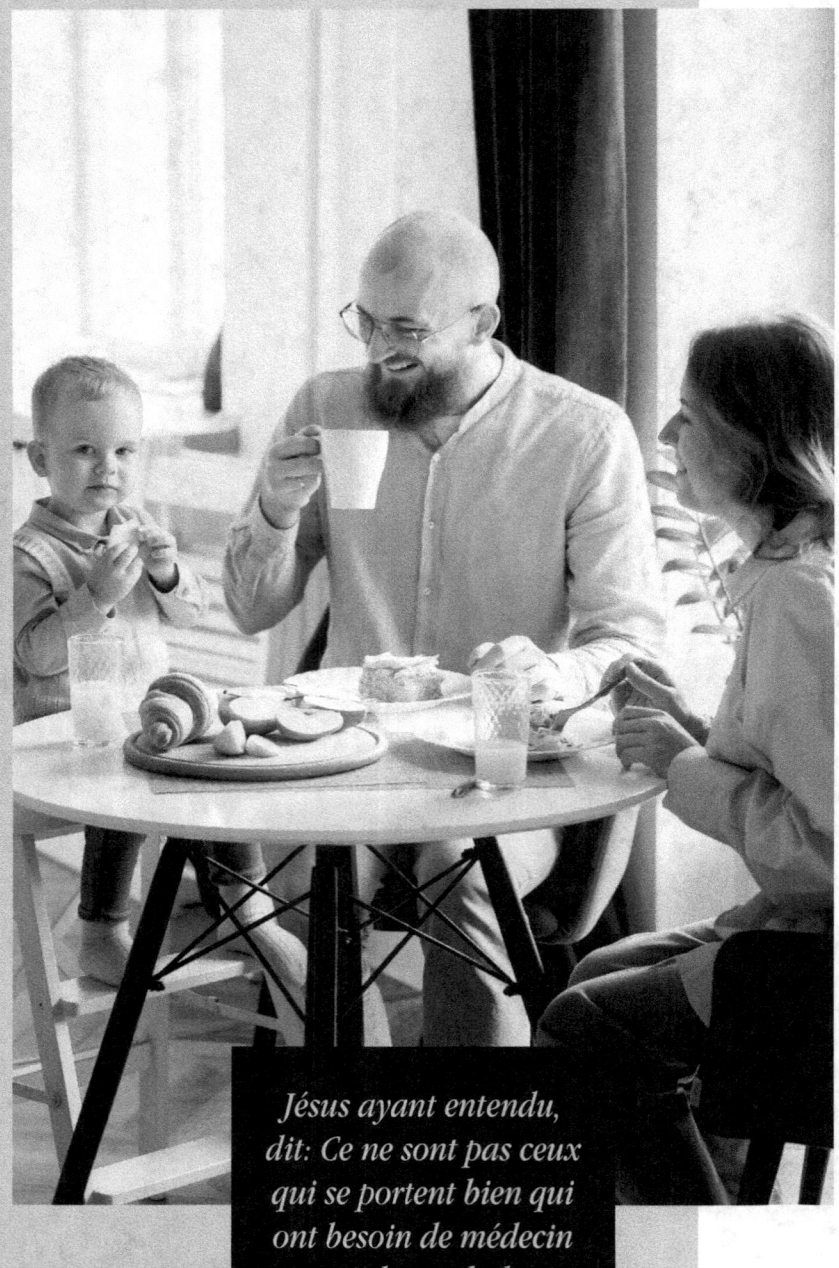

Dans la complexité de l'être humain, la nourriture transcende la simple fonction de subsistance et se mêle à notre tissu émotionnel, culturel et psychologique.

Nous vivons à une époque où la nourriture est plus accessible que jamais, mais paradoxalement, nous sommes également confrontés à une augmentation alarmante des troubles liés à l'alimentation.

L'anxiété et la compulsion alimentaire (CF), en particulier, sont apparues comme un défi silencieux mais significatif, affectant les individus de toutes les couches et de tous les âges de notre société.

La relation que chaque individu entretient avec la nourriture est unique, et cette relation peut refléter la manière dont nous nous percevons nous-mêmes et le monde qui nous entoure.

Alors que certains trouvent refuge et réconfort dans la nourriture, d'autres peuvent se sentir piégés dans un cycle de suralimentation suivi de culpabilité et de reproches. Malgré ces variations individuelles, une chose est certaine : manger va au-delà de la simple satisfaction de la faim.

Si vous vous êtes déjà demandé : "Pourquoi est-ce que je mange si je n'ai pas faim ?" ou "Pourquoi est-ce que je me tourne vers la nourriture quand je me sens anxieux, dépassé ou triste ?", vous n'êtes pas seul.

Ce sont des questions fondamentales que nous aborderons dans ce chapitre, en mettant en lumière la distinction entre la faim physique et la faim émotionnelle, et nous découvrirons des outils pour surmonter la faim émotionnelle et équilibrer notre relation avec la nourriture. Au cours de ce voyage, je vous invite à ouvrir votre esprit et votre cœur, à aborder cette question non pas comme une bataille à gagner, mais comme une occasion de découverte de soi et d'épanouissement personnel.

S'attaquer à la compulsion alimentaire n'est pas seulement une question de poids ou de silhouette, mais aussi une question de choix de vie et de relation avec soi-même et avec les autres.

## Compulsion alimentaire

Comme nous l'avons vu dans le chapitre précédent, l'alimentation est un pilier fondamental dans l'apparition du diabète sucré et dans l'évolution négative ou positive de la maladie.

Notre relation avec la nourriture est multiforme et, dans de nombreux cas, complexe. Comme tout autre comportement humain, l'alimentation peut être influencée par une multitude de facteurs internes et externes.

Dans ce contexte, il est essentiel de comprendre un phénomène qui a pris de l'importance dans le débat sur la santé et le bien-être : La compulsion alimentaire.

La compulsion alimentaire (CF) peut être décrite comme une envie incontrôlable de manger, souvent en grande quantité et sans ressentir de réelle faim.

Cette action n'est pas réalisée pour le plaisir de goûter ou d'apprécier la nourriture mais est plutôt un acte impulsif, une tentative de combler un vide qui n'est pas nécessairement physique.

C'est comme si la personne était emportée par un courant sous-jacent, où l'acte de manger devient une réponse automatique à certains stimuli ou états émotionnels.

Il est important de comprendre que tout le monde, à un moment ou à un autre, peut connaître des épisodes de suralimentation. Peut-être après une journée particulièrement épuisante ou lors d'une fête de famille.

Cependant, la différence réside dans la fréquence et les motivations de l'acte.

Alors que les excès alimentaires occasionnels sont une expérience partagée par de nombreuses personnes, la compulsion alimentaire est un comportement récurrent, souvent lié à des émotions ou à des situations spécifiques.

Les personnes souffrant de compulsion alimentaire décrivent souvent des sentiments de perte de contrôle pendant les épisodes, suivis de culpabilité, de honte et de remords.

Le problème est que ces sentiments peuvent alimenter le cycle, créant une spirale où l'alimentation compulsive devient un moyen habituel de faire face aux émotions et au stress.

Enfin, il est essentiel de différencier la compulsion alimentaire d'autres troubles du comportement alimentaire, comme la boulimie.

Bien que les deux impliquent des épisodes de consommation excessive, dans la boulimie, ces épisodes sont suivis de comportements purgatifs, tels que des vomissements provoqués ou l'utilisation excessive de laxatifs.

**Maintenant, apprenons à connaître deux concepts fondamentaux :**

- La faim physique et la faim émotionnelle

## La faim physique et la faim émotionnelle

Notre corps et notre esprit fonctionnent en synergie de manière impressionnante. Ils communiquent tous deux avec nous, et il est essentiel de comprendre ces messages pour cultiver une relation saine avec la nourriture.

Deux des signaux les plus courants, et souvent confondus, que nous ressentons sont la faim physique et la faim émotionnelle.

## Faim physique

Il s'agit de la demande biologique d'énergie de notre corps. C'est un processus naturel et nécessaire à la survie.

### Manifestations :

- Elle se manifeste progressivement et peut attendre.
- L'estomac envoie des signaux tels que des grognements ou une sensation de vide.
- Il peut y avoir des symptômes tels que la faiblesse, le manque de concentration ou l'irritabilité.
- En général, une longue période de temps, plus de 3 heures, s'est écoulée depuis la dernière prise alimentaire.
- Vous n'avez pas de préférence pour un type d'aliment spécifique ; vous avez besoin de manger.
- Satisfaction après avoir mangé : en consommant des aliments et en satisfaisant la faim physique, vous éprouvez une sensation de plénitude et de satiété.
- Il n'y a pas de sentiments négatifs associés au fait d'avoir mangé.

## Faim émotionnelle (psychologique)

C'est le cas lorsque la nourriture devient une réponse non pas à un besoin physique mais à un état émotionnel.

### Manifestations :

- Elle apparaît soudainement en réponse à des émotions, telles que le stress, la tristesse, l'ennui ou même la joie.
- Aucun signe physique n'indique que le corps a besoin de nourriture.
- En général, un court laps de temps s'est écoulé depuis la dernière prise alimentaire.
- Elle n'est pas liée à un besoin d'énergie mais à un désir de récon-

# COMPULSION ALIMENTAIRE ET DIABÈTE SUCRÉ

- fort ou de soulagement. Dans ce cas, vous ne nourrissez pas votre corps mais un besoin émotionnel. La nourriture agit comme une distraction ou comme une forme d'auto-récompense.
- Vous avez envie d'aliments spécifiques comme une pizza, un hamburger, une glace, etc.
- Manque de satiété : malgré la consommation de grandes quantités de nourriture, vous pouvez ne pas vous sentir rassasié ou comblé, car l'origine de la "faim" n'est pas physique.
- Après avoir mangé, vous vous sentez coupable et vous vous punissez émotionnellement.

## Facteurs contribuant à la compulsion alimentaire

Comme de nombreux comportements humains, l'AC ne découle pas d'un seul facteur isolé ; il est le résultat d'une combinaison d'influences internes et externes qui interagissent et peuvent intensifier la tendance à manger de manière compulsive. Il est essentiel de comprendre ces influences pour traiter le problème à la racine et créer des stratégies efficaces pour le gérer.

Sans entrer dans les détails, car ce n'est pas l'objet de cet ouvrage, je vous présente quelques-uns des facteurs qui contribuent à l'émergence et à la perpétuation de l'AC :

- Facteurs psychologiques
- Pressions sociales et culturelles
- Expériences traumatisantes
- Déséquilibre hormonal
- Restriction alimentaire extrême
- Problèmes d'image corporelle
- Facteurs environnementaux

### Facteurs psychologiques

L'anxiété, le stress, l'ennui, la solitude, la tristesse ou la frustration peuvent déclencher des épisodes de compulsion. La nourriture devient alors un outil pour gérer ces émotions, même si c'est de façon temporaire.

Dans la lutte contre la compulsion alimentaire, la prise de conscience est un outil puissant. Reconnaître et comprendre les facteurs qui contribuent à ce comportement est une étape essentielle vers la guérison et le développement d'une relation plus saine et plus équilibrée avec la nourriture.

## Pressions sociales et culturelles

**Normes de beauté :** Nous vivons dans une société qui idolâtre un certain type de corps, ce qui peut générer une pression pour se conformer à ces normes. Cette pression peut déclencher des comportements alimentaires malsains.

**La culture de la "nourriture réconfortante" :** La nourriture est souvent présentée comme une solution au bien-être émotionnel : "le chocolat pour les chagrins d'amour", "la glace pour les jours tristes", etc.

## Expériences traumatisantes

Les personnes qui ont vécu des traumatismes, que ce soit dans l'enfance ou à l'âge adulte, peuvent se tourner vers la nourriture pour se réconforter ou pour supprimer des souvenirs douloureux.

## Déséquilibre hormonal

Les hormones jouent un rôle crucial dans la régulation de l'appétit et de la satiété. Les déséquilibres hormonaux, tels que l'altération des niveaux de leptine ou de ghréline, peuvent influencer les schémas de faim et de satiété.

### Restriction alimentaire extrême

L'adoption de régimes stricts ou restrictifs peut entraîner des épisodes de suralimentation. Le corps peut réagir à la privation de nourriture en stockant de l'énergie lorsque l'occasion se présente.

### Problèmes d'image corporelle

L'insatisfaction à l'égard de son corps peut conduire à des cycles de régimes extrêmes suivis d'épisodes de suralimentation, en particulier si la personne se sent frustrée par ses progrès en matière de perte de poids.

### Facteurs environnementaux

Le fait d'être constamment entouré de nourriture, de vivre dans un "environnement obésogène" où les aliments transformés et malsains sont facilement accessibles, peut multiplier les occasions et les tentations de manger de manière compulsive.

Cette analyse des facteurs contributifs est une pièce maîtresse du puzzle de la compulsion alimentaire. L'identification et la compréhension de ces facteurs peuvent constituer une base solideid pour l'élaboration de stratégies d'intervention et de prévention.

## Conséquences de la compulsion alimentaire

- Conséquences physiques
- Conséquences psychologiques et émotionnelles
- Conséquences sociales

L'impact de la compulsion alimentaire va au-delà d'une consommation excessive occasionnelle. Il affecte à la fois le corps et l'esprit, entraînant des conséquences qui peuvent être à la fois à court et à long terme. Il est essentiel de comprendre ces conséquences pour aborder et gérer ce problème.

## Conséquences physiques

- **Prise de poids :** la consommation récurrente de grandes quantités d'aliments, en particulier ceux qui sont riches en calories, peut entraîner une prise de poids qui, avec le temps, peut conduire à l'obésité.

- **Problèmes digestifs :** les épisodes compulsifs peuvent provoquer des maux d'estomac, des indigestions, des reflux gastriques ou de la constipation.

- **Maladies chroniques :** la compulsion alimentaire peut augmenter le risque de maladies liées à l'alimentation et au poids, telles que le diabète de type 2, les maladies cardiaques et certains types de cancer.

- **Déséquilibres hormonaux :** la compulsion alimentaire peut perturber les hormones liées à l'appétit et à la satiété.

## Conséquences psychologiques et émotionnelles

- **Culpabilité et honte :** après un épisode, il est fréquent de se sentir coupable ou honteux, ce qui peut encore alimenter le cycle de la compulsion.

- **Faible estime de soi :** le manque de contrôle perçu pendant et après les épisodes peut affecter négativement l'image personnelle et l'estime de soi.

- **Dépression et anxiété :** il existe une relation bidirectionnelle entre la compulsion alimentaire et ces conditions ; la compulsion peut être à la fois une cause et une conséquence.

- **Isolement social :** les individus peuvent éviter les situations sociales par peur du jugement ou en raison de la honte associée à leur comportement.

## Conséquences sociales

- **Difficultés relationnelles** : des tensions et des malentendus liés à l'alimentation peuvent survenir entre amis, famille ou partenaires.

- **Altération des performances professionnelles ou académiques** : l'obsession de la nourriture et les épisodes de compulsion peuvent distraire ou conduire à l'absentéisme.

- **Problèmes financiers** : l'achat de grandes quantités de nourriture pour des épisodes compulsifs peut entraîner des problèmes financiers.

Les conséquences de la compulsion alimentaire sont multiples et peuvent s'infiltrer dans presque tous les aspects de la vie d'une personne. Reconnaître et comprendre ces conséquences est une étape cruciale dans l'élaboration de stratégies pour résoudre le problème.

La bonne nouvelle est qu'avec le soutien et les outils adéquats, il est possible de surmonter la compulsion alimentaire et de construire une relation saine avec la nourriture.

## Outils thérapeutiques pour surmonter la compulsion alimentaire

Après avoir compris les concepts essentiels de la compulsion alimentaire, je vais vous révéler les techniques les plus puissantes pour vaincre cette situation qui, comme nous l'avons vu, peut affecter votre qualité de vie.

Il est important de savoir qu'il existe 3 moments essentiels liés à l'alimentation et à la Compulsion Alimentaire :

- Avant de manger
- Pendant l'acte de manger
- Après avoir fini de manger

En maîtrisant et en pratiquant quelques thérapies et exercices pour chacun de ces moments, dans le but de reprogrammer votre esprit, je vous assure qu'en quelques jours vous serez libéré de cette altération et en plein contrôle de vos émotions et de vos actions.

## Recommandations à effectuer avant les repas

1. No Pact.
2. Liste de courses.
3. Recommandations pour contrôler l'anxiété :
   - Respiration profonde.
   - Visualisation positive.
   - Décision consciente (Réfléchir avant de manger).
4. Thé normoglycémique.

### Le Pacte du Non

Pour changer vos habitudes quotidiennes, vous devez vous engager à dire non à toutes les situations et à tous les comportements qui, vous le savez, vous éloignent de votre objectif de contrôler et d'inverser les dommages causés par la DS.

Le Pacte du Non fonctionne comme un "gardien interne", car nous fonctionnons généralement en pilote automatique, c'est-à-dire que nous accomplissons des actions sans réfléchir, mangeons et buvons plus que nécessaire, puis nous nous sentons coupables après coup.

Écrivez donc dans un cahier le Pacte du Non :

*"Je (votre nom) m'engage à dire Non à tout ce qui me fait du mal. Désormais, je ne ferai que ce qui est le mieux pour ma santé et je ne me laisserai pas tenter.*

*J'ai le pouvoir de décider de ma vie et je refuse d'être la proie d'impulsions, aussi tentantes soient-elles. Je m'embrasse parce que je suis l'être humain le plus incroyable qui existe et que je mérite de vivre ma vie dans la santé et le bonheur."*

>  **Suggestion du Dr. Quesada**
> Je vous suggère de répéter ce pacte à haute voix plusieurs fois par jour.

### Liste de courses

Au chapitre 9, vous trouverez une liste d'aliments puissants pour détoxifier le corps. Chaque fois que vous allez faire des courses, emportez la liste avec vous et engagez-vous à n'acheter que ce qui est indiqué. De cette façon, vous contrôlerez l'impulsion d'acheter des aliments nocifs pour votre santé.

### Respiration profonde

Prenez quelques minutes pour respirer profondément. Fermez les yeux, inspirez lentement en comptant jusqu'à quatre, retenez votre souffle pendant une seconde et expirez en comptant jusqu'à quatre. Cette technique aide à calmer le système nerveux et à centrer l'esprit, vous préparant ainsi à manger consciemment.

### Visualisation positive

Imaginez ce que vous ressentez après avoir mangé un plat modéré. Visualisez-vous satisfait, plein d'énergie et fier de vos choix.

### Décision consciente (Réfléchissez avant de manger)

**Demandez-vous :** Ai-je une faim physique ou une faim émotionnelle? Si vous considérez qu'il s'agit d'une faim émotionnelle, vous pouvez appliquer les techniques ci-dessus pour contrôler l'envie de manger.

### Thé normoglycémique avant les repas

Rappelez-vous que vous avez indiqué le thé 30 minutes avant les repas principaux. Cela vous aidera à diminuer la sensation de faim.

### Recommandations à suivre en mangeant

1. Placez et retirez les aliments de l'assiette.
2. Éloignez les aliments de la table.
3. Mangez lentement.
4. Mangez en pleine conscience (présence).
5. Faites une pause au milieu du repas.
6. Mâchez 20 fois chaque bouchée jusqu'à ce que vous atteigniez 50 fois.
7. Terminez le plat en au moins 10 minutes.
8. Discutez avec les autres convives entre les bouchées.
9. Levez-vous de table après avoir terminé votre assiette.

### Placez et retirez les aliments de l'assiette

Servez-vous de la nourriture dans l'assiette, puis retirez une partie de la nourriture que vous avez servie. De cette façon, vous contrôlez votre envie de manger plus que nécessaire.

### Éloignez les aliments de la table

Si possible, demandez à ne pas placer les pots de nourriture sur la table, y compris le dessert. Vous éviterez ainsi de vous resservir après avoir terminé votre assiette.

### Mangez lentement

Prenez le temps de bien mâcher chaque bouchée. Cela permet aux signaux de satiété d'atteindre votre cerveau et de vous aider à reconnaître que vous êtes rassasié.

### Manger en pleine conscience

Concentrez-vous sur les saveurs, les textures et les arômes de vos aliments. Éteignez les distractions comme la télévision ou le téléphone et évitez de manger debout ou dans la précipitation.

### Pause en milieu de repas

Lorsque vous avez mangé la moitié de votre assiette, faites une pause et évaluez votre niveau de faim et de satiété. Décidez consciemment si vous voulez continuer à manger ou si vous êtes déjà satisfait.

### Mâchez 20 fois chaque bouchée jusqu'à 50 fois

Il s'agit d'une excellente technique pour contrôler l'anxiété, car les gens mangent souvent trop vite et ne mâchent pas correctement leurs aliments, ce qui retarde le signal de satiété envoyé au cerveau.

### Terminez le plat en pas moins de 10 minutes

Prenez le temps de bien mâcher chaque bouchée. Cela permet aux signaux de satiété d'atteindre votre cerveau et vous aide à reconnaître que vous êtes rassasié.

### Discutez avec les autres convives entre les bouchées

Créez une atmosphère familiale sans problèmes ni soucis, rappelez-vous les exercices de Présence, Je suis ici et Je suis maintenant.

### Après avoir fini votre assiette

Dès que vous avez fini votre assiette, levez-vous de table ; n'attendez pas pour manger le dessert.

Si vous avez du mal à vous maîtriser, parlez-en aux membres de votre famille et expliquez-leur que vous avez besoin de leur aide pour ne pas "tomber dans la tentation" ; veuillez servir le dessert une fois que vous avez terminé et que vous n'êtes plus à table.

## 🍵 Recommandations pour après manger

1. Journal émotionnel.
2. Promenade digestive.
3. Gratitude et reconnaissance de soi.
4. Bain de pieds - Exercice de respiration.

### Journal émotionnel

Notez ce que vous ressentez après avoir mangé. Êtes-vous satisfait, rassasié, avez-vous encore faim ? Le fait de noter vos émotions peut vous aider à reconnaître des schémas et à ajuster vos habitudes pour l'avenir.

## COMPULSION ALIMENTAIRE ET DIABÈTE SUCRÉ

### Promenade digestive

Si possible, envisagez de faire une petite promenade. Non seulement cela facilite la digestion, mais c'est aussi un moyen de séparer l'acte de manger du retour aux activités quotidiennes, évitant ainsi de grignoter d'autres aliments après avoir mangé.

### Gratitude et reconnaissance de soi

Prenez un moment pour exprimer votre gratitude pour le repas que vous venez de consommer et pour reconnaître de manière positive vos efforts pour manger en pleine conscience. L'auto-affirmation peut strenforcer vos habitudes saines à long terme.

### Bain de pieds - Exercice de respiration

Chaque jour, au réveil, faites le bain de pieds pendant 30 minutes le matin et à 21 heures. Pendant le bain de pieds, écoutez l'audio de relaxation et pratiquez l'exercice de respiration.

### ✎ Remarques importantes

1. Ces techniques sont complémentaires et il n'est pas nécessaire de les appliquer toutes. Vous pouvez les tester une à une et pratiquer celles qui vous donnent les meilleurs résultats.

2. La compulsion alimentaire n'est pas un signe de faiblesse ou de manque de volonté. Il s'agit d'une réponse complexe à divers facteurs qui peut être abordée et gérée avec les connaissances et le soutien appropriés.

3. Dans le cas du diabète sucré, il est crucial de savoir comment contrôler l'envie parfois excessive de manger sans avoir faim et, surtout, de consommer des sucreries et des aliments connus pour être nocifs.

**CLASSEUR DE Contrôle**

## CHAPITRE 5

Thérapeute, vous trouverez ci-dessous **5 questions** auxquelles vous devrez répondre en vous basant sur les concepts que vous avez lus dans le chapitre précédent. La compulsion alimentaire et la faim psychologique sont des "troubles" auxquels nous devons prêter une attention particulière pour éviter de tomber dans le piège de la consommation compulsive d'aliments qui accélèrent l'apparition de lésions neurologiques, rénales et cardiovasculaires...

***Répondez-y consciencieusement,***
Un gros câlin.

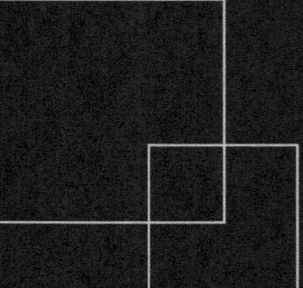

**1.** La compulsion alimentaire peut être décrite comme un désir incontrôlable de manger, souvent en grande quantité, sans ressentir de véritable faim.
   ○ Vrai
   ○ Faux

**2.** Les personnes qui souffrent de compulsion alimentaire décrivent généralement des sentiments de perte de contrôle pendant les épisodes, suivis de culpabilité, de honte et de remords.
   ○ Vrai
   ○ Faux

**3.** Dans la faim émotionnelle (psychologique), la nourriture devient une réponse non pas à un besoin physique, mais à un état émotionnel.
   ○ Faux
   ○ Vrai

**4.** Il n'est pas important d'avoir une liste de courses lorsque vous allez au marché, car vous pouvez acheter tout ce que vous voulez, quelle que soit la qualité de la nourriture.
   ○ Faux
   ○ Vrai

**5.** Dans le Pacte du Non pour changer vos habitudes quotidiennes, vous devez vous engager à dire non à toutes les situations et à tous les comportements qui, vous le savez, vous éloigneront de votre objectif de contrôle du diabète.
   ○ Faux
   ○ Vrai

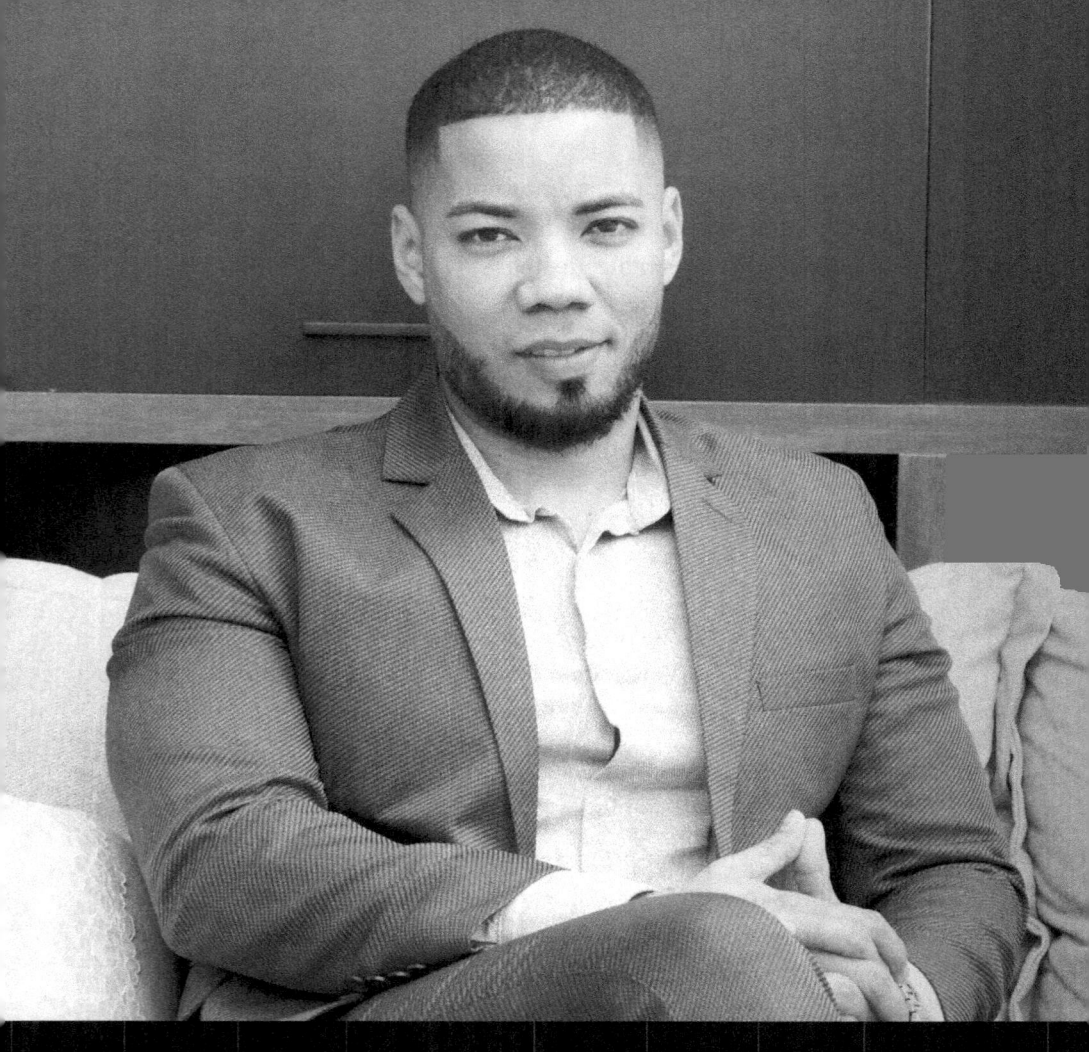

CHAPITRE 6

# RECOMMANDATIONS
## GÉNÉRALES

je n'ai plus de complications

#jenaiplusdecomplications

@dr.aldenquesada

# la fin du DIABÈTE SUCRÉ

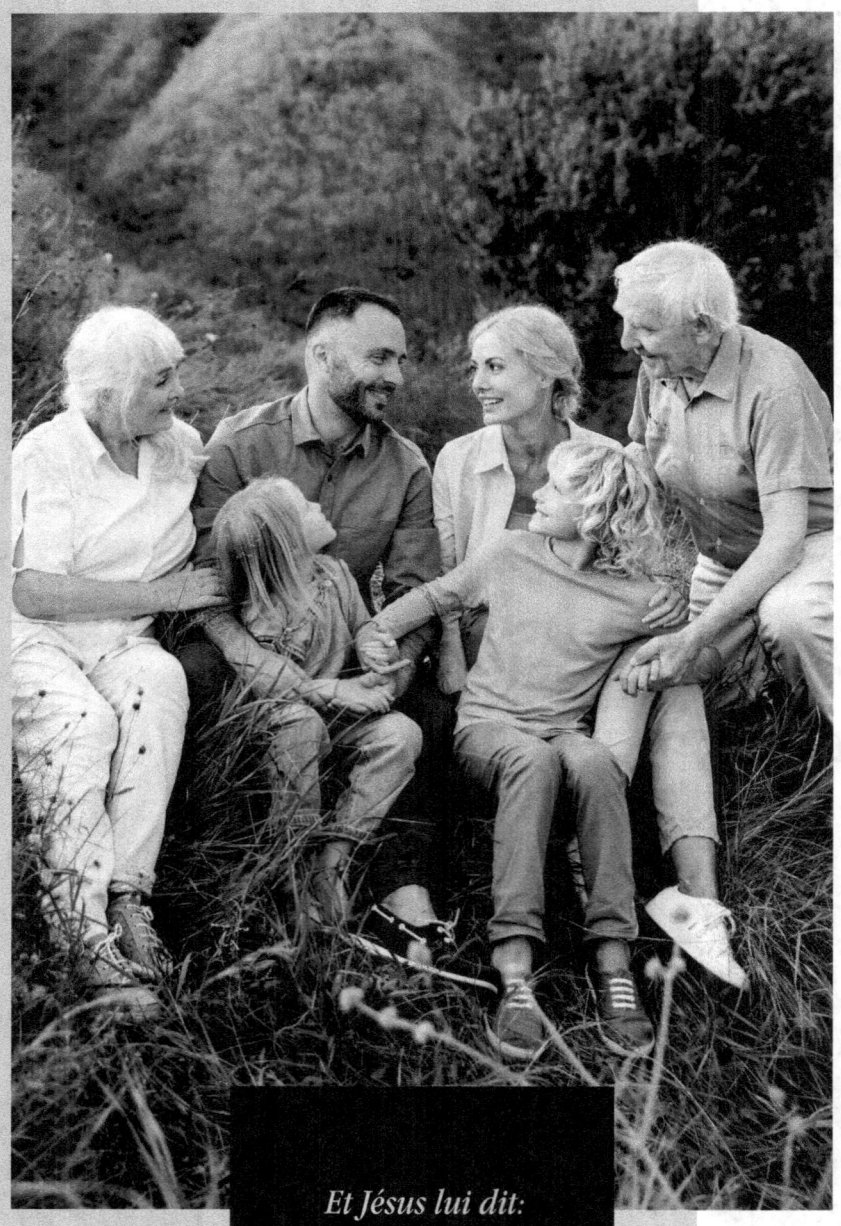

*Et Jésus lui dit: Va, ta foi t'a sauvé.*

MARC 10:52

Cher thérapeute, je partage avec vous tout ce dont vous avez besoin pour inverser les dommages causés par le diabète sucré et vous libérer des symptômes, des médicaments, des risques et des complications.

Comme vous le verrez, il s'agit de recommandations générales, simples, mais très puissantes qui feront une différence dans votre vie, ayant un impact sur votre santé, vos finances et, surtout, sur la stabilité de votre famille.

**Ce dont vous avez besoin pour appliquer la méthode :**

1. Discipline et persévérance.
2. Un appareil pour mesurer la glycémie -glucomètre-.
3. Achetez des aliments et des produits naturels.
4. Un thermos (500 ml ou 1 litre) et des pailles épaisses.
5. Un petit bol au cas où vous auriez besoin d'emporter votre déjeuner au travail.
6. Une bassine pour le bain de pieds.
7. Un casque pour écouter les audios de Reprogrammation Mentale, les exercices de Respiration et de Relaxation.

>  **Conseils du Dr. Quesada**
>
> Si vous disposez d'un appareil Alexa - ou similaire - ou si vous avez la possibilité d'en acheter un, vous pouvez configurer des indications quotidiennes en programmant des alarmes, des rappels et les audios de Reprogrammation Mentale, de Relaxation et d'Exercices de Respiration.
>
> Un tel appareil sera très utile, en particulier pour les indications que vous avez avant de vous lever et avant de dormir.

## Par où commencer

Comme je l'ai déjà mentionné, et je tiens à le rappeler, vous devez appliquer la méthode pendant 30 jours continus. Je sais que ce sera un défi pour vous, et c'est pourquoi j'ai structuré toutes les indications de manière à ce qu'elles soient faciles à comprendre et, surtout, à appliquer.

Dans le chapitre suivant, qui est le plus important de ce livre, vous verrez les indications par moment de la journée, et j'aimerais que vous commenciez par faire le premier pas, qui serait, de mon point de vue, de lire le livre et d'acheter les aliments énumérés dans la liste d'achats.

Il est bon de rappeler que dans le dernier chapitre du livre, vous trouverez comment préparer les Recettes et la Liste des courses.

Je vous suggère de commencer dès demain à préparer le Thé normoglycémique et le Jus de concombre, car ce sont des indications très puissantes, économiques et faciles à réaliser, qui vous apporteront des bénéfices immédiats.

Je vous invite également à envisager une réunion de famille et à partager le fait que vous entamez un nouveau voyage dans votre vie, et que tout soutien pour atteindre vos objectifs est le bienvenu.

Je suis sûr que vous recevrez de l'aide pour rendre votre transformation plus douce et plus harmonieuse.

Je vous invite à étudier et à maîtriser toutes les indications que vous avez pour votre journée, afin de savoir ce que vous faites bien et ce que vous pourriez améliorer.

Enfin, je souhaite que vous soyez conscient de vos progrès, que vous ayez le contrôle et la maîtrise de ce que vous faites chaque jour, afin d'accompagner votre transformation et de retrouver votre état de santé-liberté.

*Je vous verrai dans le prochain chapitre parce que vous êtes à un pas de devenir votre propre Thérapeute!*

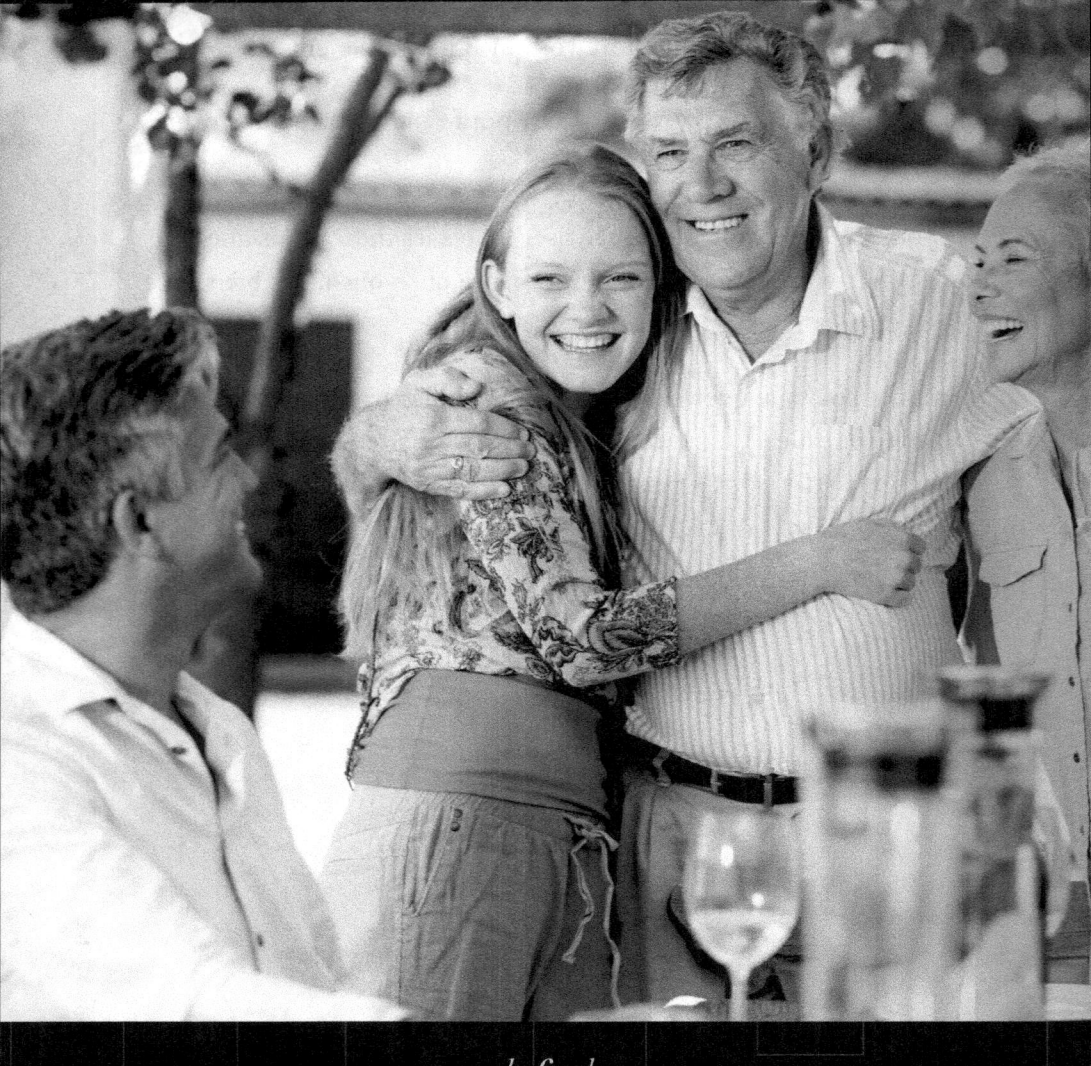

*la fin du*
**DIABÈTE SUCRÉ**

CHAPITRE 7

# RECOM MANDA TIONS

## QUOTIDIENNES POUR INVERSER LES DOMMAGES DU DIABÈTE SUCRÉ

je n'ai plus de compli cations

#jenaiplusdecomplications

@dr.aldenquesada

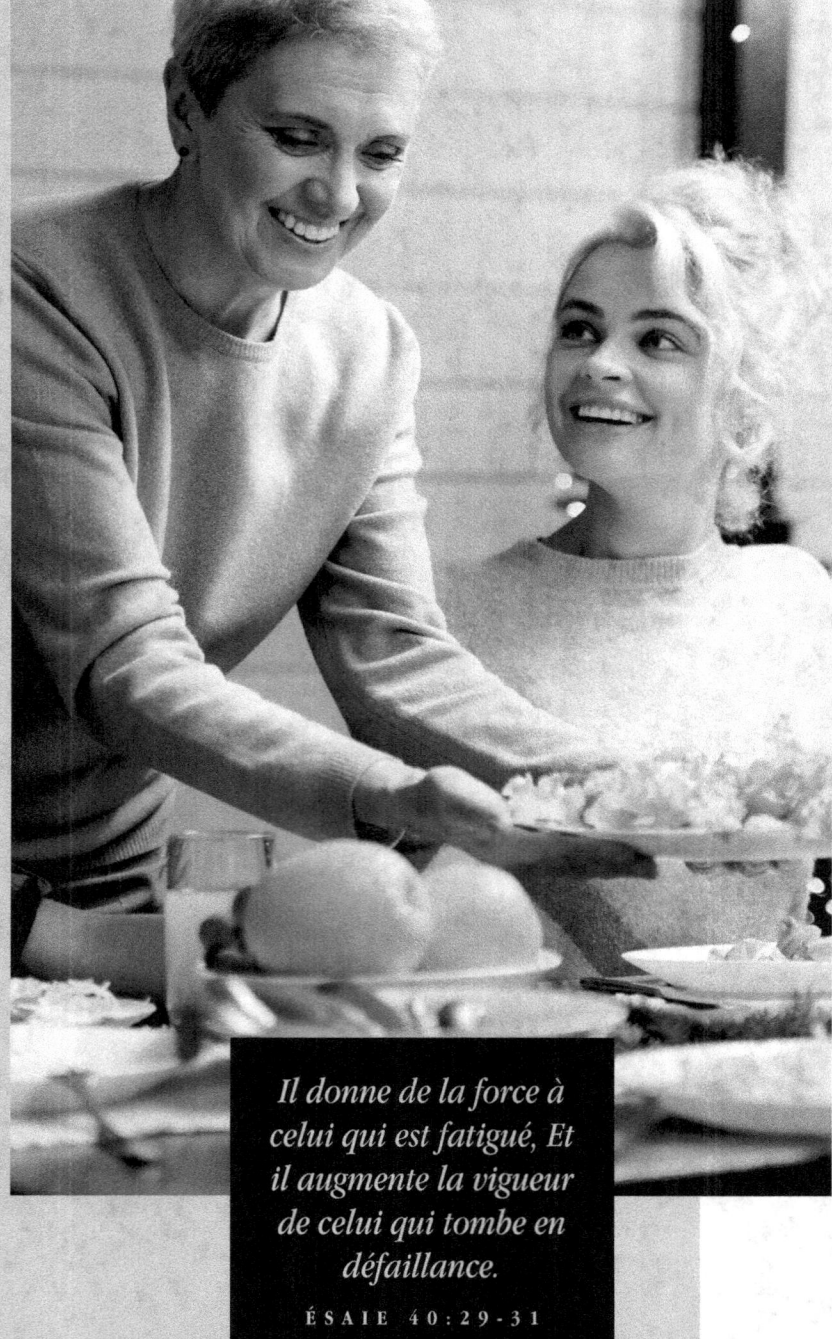

# Recommandations
## QUOTIDIENNES

Cher thérapeute, vous trouverez dans les pages suivantes des recommandations, organisées par des horaires et des instructions spécifiques, que vous devez suivre chaque jour pour inverser les dommages neurologiques, rénaux et cardiovasculaires causés par le diabète sucré.

Ces instructions sont basées sur diverses études scientifiques qui ont prouvé leur efficacité et, surtout, qu'elles sont exemptes d'effets indésirables.

Comme vous le remarquerez, pour le déjeuner, vous avez indiqué 5 différents types de recettes de riz brun et 5 recettes de soupes détoxifiantes pour le dîner.

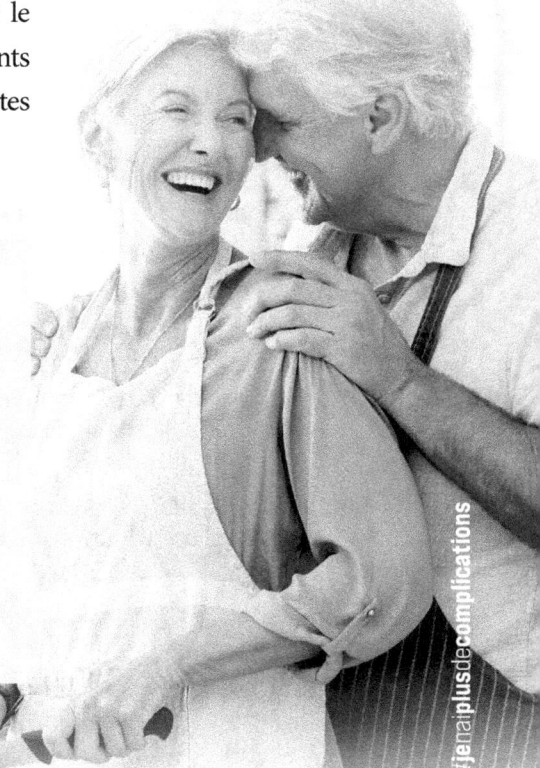

**Pour mettre l'accent sur :**

- Pour le déjeuner, vous ne devez manger qu'une recette de riz brun de votre choix, accompagnée d'une salade de légumes crus ou cuits à la vapeur.

- Pour le dîner, vous ne devez manger qu'une recette de soupe détoxifiante de votre choix, accompagnée d'une salade de légumes crus ou cuits à la vapeur.

Pour vous faciliter la tâche, et à titre indicatif, je vous propose 5 menus pour le déjeuner et le dîner - du lundi au vendredi - mais n'hésitez pas à faire n'importe quelle combinaison de riz brun et de soupe détoxifiante n'importe quel jour de la semaine.

Le reste des instructions reste le même pendant 30 jours.

Il est également important de se rappeler que dans les chapitres suivants, vous trouverez toutes les informations sur la façon d'élaborer et de préparer les recommandations.

 *Remarques importantes*

1. Respectez les horaires, mais s'il vous est difficile de suivre le timing recommandé, je vous suggère de chercher des options. En d'autres termes, vous pouvez suivre les recommandations avant ou après l'heure indiquée, mais ne les sautez pas.

2. Vous ne devez jamais préparer les recettes du déjeuner pour le dîner et vice versa.

3. Si vous travaillez en dehors de chez vous, je vous suggère d'emporter le thé normoglycémique, le jus de concombre et le déjeuner dans des thermos.

4. Il est essentiel de toujours demander l'avis de votre médecin, surtout si vous souffrez de problèmes de santé préexistants.

Enfin, en plus des recommandations quotidiennes, vous disposerez de 3 tableaux de contrôle.

- Le premier tableau permet de suivre votre glycémie à des moments précis de la journée et de surveiller vos progrès.

- Le deuxième tableau permet de cocher les recommandations thérapeutiques quotidiennes lorsqu'elles ont été suivies.

- Le troisième tableau permet de suivre l'évolution de vos symptômes.

Ces trois systèmes de contrôle fonctionnent ensemble pour assurer un suivi efficace de l'inversion des dommages causés par le diabète sucré après le début du programme de désintoxication du corps.

La mesure de la glycémie à des moments précis, le suivi des recommandations quotidiennes et la surveillance de l'évolution des symptômes permettent de maintenir le processus sous un contrôle strict, réduisant ainsi le risque de complications graves et d'échecs du programme.

Il est essentiel que vous vous engagiez à enregistrer quotidiennement les informations demandées, ce qui vous donnera la confiance et l'assurance nécessaires pour faire chaque jour un pas de plus vers votre liberté.

 *Conseil du Dr. Quesada*

Efforcez-vous de suivre le programme tel qu'il est indiqué, en respectant les recettes et les horaires proposés avec discipline et engagement.

LA FIN DU DIABÈTE SUCRÉ

**Au réveil**
*avant de se lever*

Écouter l'audio Repro-
grammation mentale

Effectuer des exercices
de correction posturale
et d'hypopression

**07h00 - 07h30**
*Jeûne*

**08h00 - 08h30**
*Petit déjeuner*

**10h00 - 10h30**
*Collation du matin*

**① En se levant**

Effectuer le premier contrôle de la glycémie

**② 2 heures après le petit-déjeuner**

Effectuer le deuxième contrôle de la glycémie

## INSTRUCTIONS POUR LA MATINÉE

#jenaiplusdecomplications

# RECOMMANDATIONS QUOTIDIENNES POUR INVERSER LES DOMMAGES DU DIABÈTE SUCRÉ

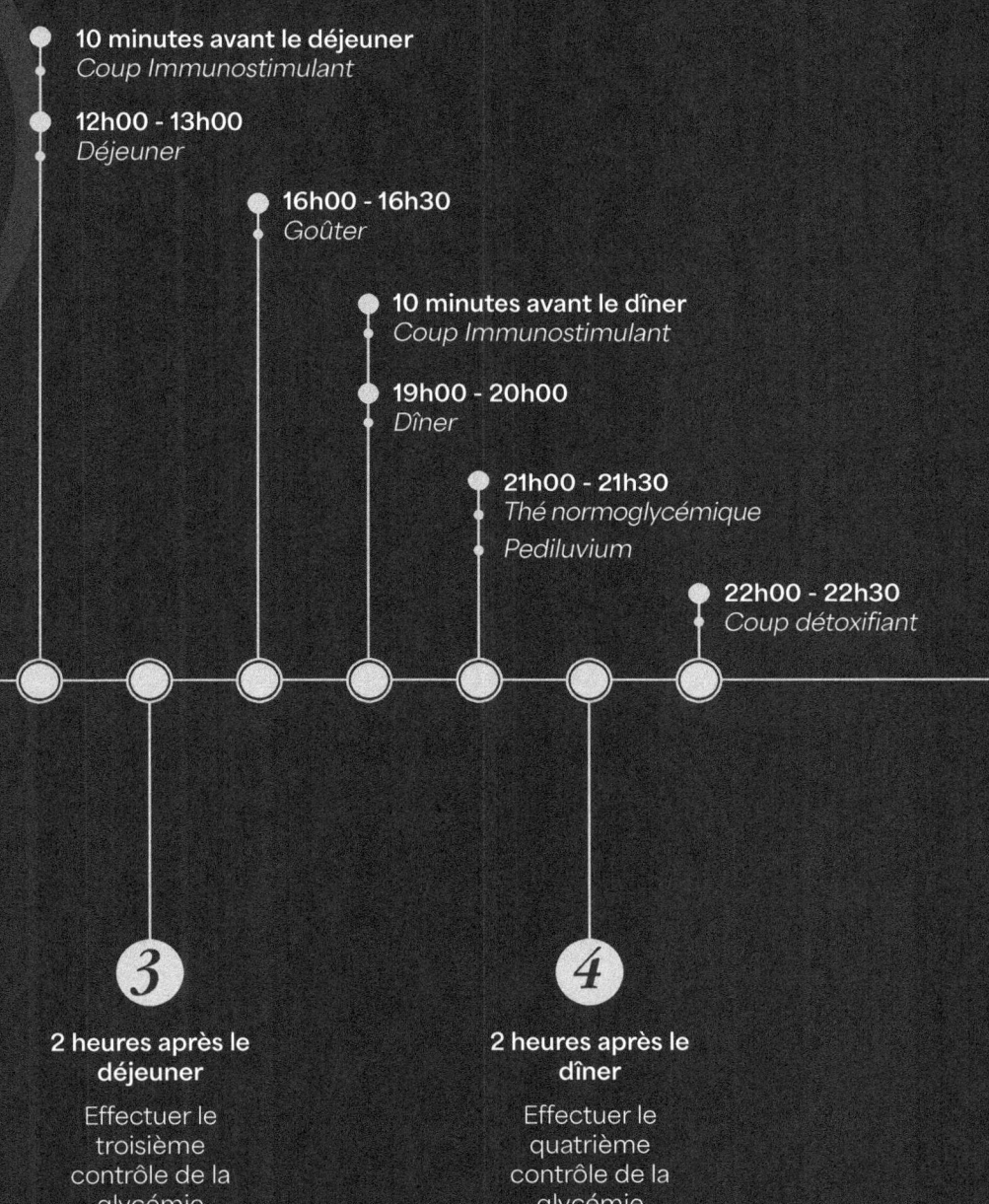

**10 minutes avant le déjeuner**
*Coup Immunostimulant*

**12h00 - 13h00**
*Déjeuner*

**16h00 - 16h30**
*Goûter*

**10 minutes avant le dîner**
*Coup Immunostimulant*

**19h00 - 20h00**
*Dîner*

**21h00 - 21h30**
*Thé normoglycémique*
*Pediluvium*

**22h00 - 22h30**
*Coup détoxifiant*

**③ 2 heures après le déjeuner**
Effectuer le troisième contrôle de la glycémie

**④ 2 heures après le dîner**
Effectuer le quatrième contrôle de la glycémie

## INSTRUCTIONS POUR L'APRÈS-MIDI ET LE SOIR

#jenaiplusdecomplications

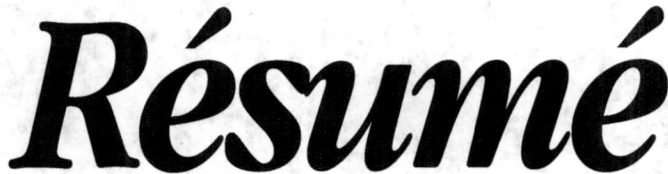

# Résumé

## DES RECOMMANDATIONS QUOTIDIENNES

**AU RÉVEIL** - *avant de se lever*
1. Écoutez l'audio Reprogrammation mentale.
2. Effectuez des exercices de correction posturale et d'hypopression.

**07h00 - 07h30** - *jeûne*
Commencez votre journée en :
1. buvant du thé normoglycémique accompagné d'ail et d'aloe vera.
2. faisant le Pédiluve avec des exercices de respiration.

**08h00 - 08h30** - *petit déjeuner*
Je vous propose 3 excellentes options :
- Jus de cerise naturel avec gingembre et curcuma
- Jus d'orange naturel avec gingembre et curcuma
- Jus d'ananas naturel avec gingembre et curcuma

**Remarque importante :** Vous pouvez boire deux grands verres de l'une des options jusqu'à ce que vous vous sentiez rassasié, car ce sont de puissants jus anti-inflammatoires.

## 10h00 - 10h30 - *collation du matin*

Préparez un jus de concombre avec du melon amer, de la cerise, de la chayote et du citron.

> **Remarque importante :** Vous pouvez boire deux grands verres de ce jus jusqu'à ce que vous vous sentiez satisfait, car c'est un jus normoglycémique puissant.

## 12h00 - 13h00 - *déjeuner*

1. **10 minutes avant le déjeuner :**
   Coup Immunostimulant

2. **Je vous propose 5 excellentes options :**
   - Riz brun aux pois chiches
   - Riz brun au quinoa
   - Riz brun au maïs
   - Riz brun aux lentilles
   - Riz brun au millet ou à l'orge

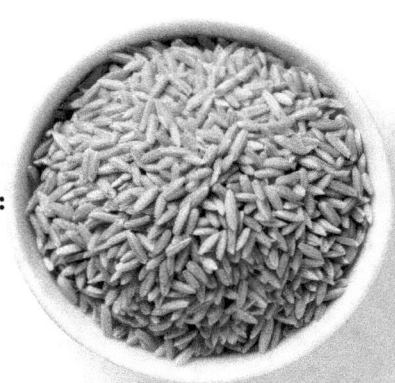

> **Remarques importantes**
>
> 1. Accompagnez toujours les recettes de riz brun d'une salade de légumes crus ou cuits à la vapeur, assaisonnée de citron, de sel de mer et de vinaigre de cidre de pomme.
>
> 2. N'oubliez pas d'ajouter des graines de lin, de chia et de sésame (en poudre de préférence) sur vos repas, après avoir été servis à table.

## 16h00 - 16h30 - *goûter*

Préparez et buvez un jus de concombre avec du melon amer, de la cerise, de la chayote et du citron.

> **Remarque importante :** Vous pouvez boire deux grands verres de ce jus jusqu'à ce que vous vous sentiez rassasié, car c'est un jus normoglycémique puissant.

**19h00 - 20h00** - *dîner*

1. **10 minutes avant le dîner :** Coup Immunostimulant
2. **Je vous propose 5 excellentes options :**
   - Ragoût d'orge
   - Soupe de lentilles
   - Soupe de maïs
   - Soupe miso
   - Soupe de millet et de légumes doux

### ✎ *Remarques importantes*

1. Accompagnez toujours les recettes de soupe d'une salade de légumes crus ou cuits à la vapeur, assaisonnée de citron, de sel de mer et de vinaigre de cidre de pomme.
2. N'oubliez pas d'ajouter des graines de lin, de chia et de sésame (en poudre de préférence) sur vos repas, après avoir été servis à table.

**21h00 - 21h30** - *thé normoglycémique - pediluvium*

1. Préparez le thé normoglycémique à base de romarin, cannelle, Bauhinia forficata et feuilles de goyave, en ajoutant le jus d'un citron lorsqu'il est assez chaud pour être bu.

2. Préparez le Pediluvium, et pendant que vous le faites, dégustez votre délicieux thé normoglycémique en écoutant de la musique relaxante accompagnée d'exercices de respiration.

**22h00 - 22h30** - *coup détoxifiant*

Après avoir bu le thé normoglycémique et fait le Pediluvium, il est recommandé de préparer un coup d'huile d'olive extra vierge avec le jus d'un (1) citron.

###  *Remarque importante*

Ce coup peut être désagréable au palais, c'est pourquoi je vous suggère de le prendre d'un trait, sans "y réfléchir à deux fois", ou d'ajouter une pincée de miel, à condition qu'il soit confirmé que l'ingestion de miel n'augmente pas votre taux de sucre dans le sang.

Dans les pages suivantes, vous trouverez la description des instructions par périodes spécifiques, leurs objectifs, et des notes importantes pour assurer le succès de votre processus d'inversion des dommages causés par le diabète sucré. Faisons-le ensemble !

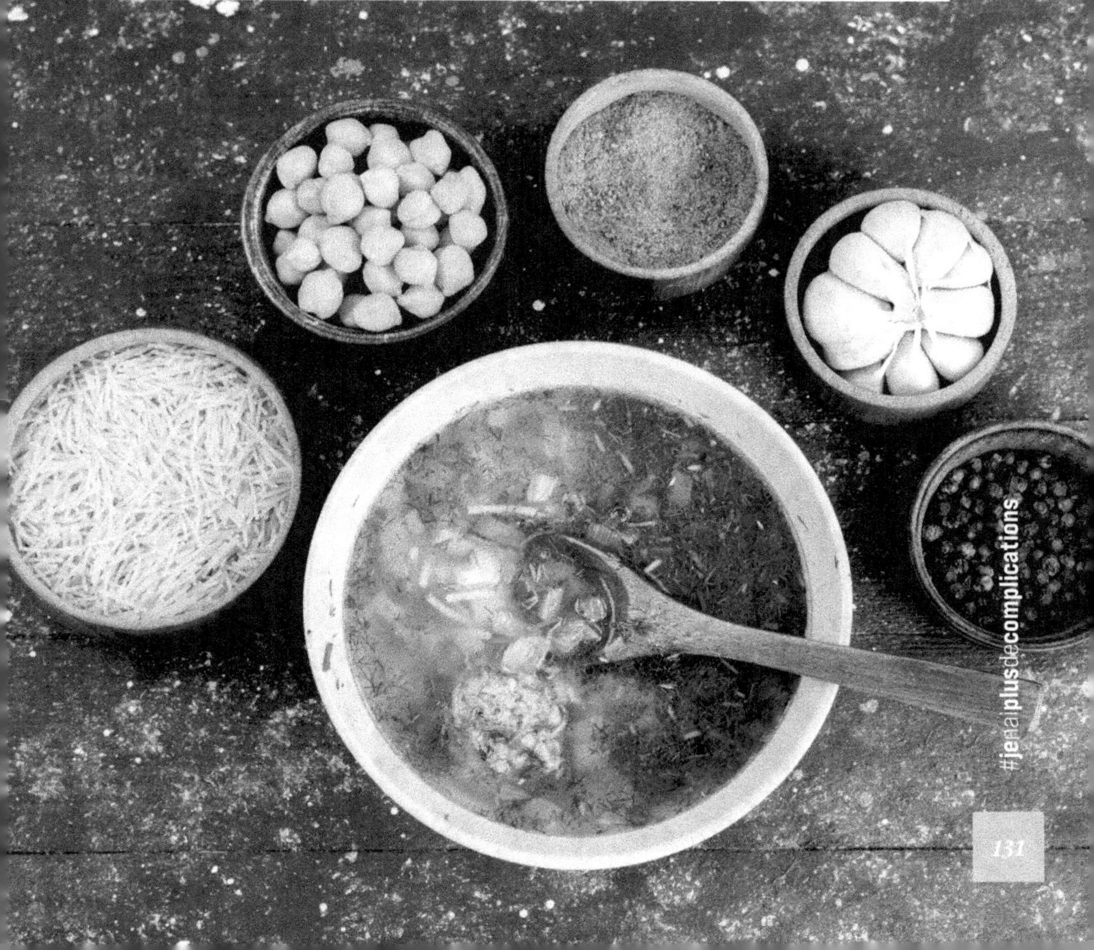

LA FIN DU DIABÈTE SUCRÉ

# au réveil

## AVANT DE SE LEVER

- Audio Reprogrammation Mentale
- Exercices Hypopressifs

**MOMENT RECOMMANDÉ**
Au réveil, après avoir ouvert les yeux et avant de se lever du lit.

**DURÉE :** 3-5 minutes
(1 minute pour chaque exercice).

## ☆ Objectifs

- Créer une attitude mentale positive.
- Augmenter l'énergie et la disposition.
- Contrôler les compulsions alimentaires.
- Éliminer la rétention d'eau.
- Réduire la circonférence abdominale.
- Stimuler le fonctionnement intestinal.
- Favoriser le processus d'élimination des substances toxiques par l'organisme.

## ♡ Recommandation

Au réveil, dès que vous ouvrez les yeux, la première chose que je vous recommande de faire est :

- Écouter un audio de reprogrammation mentale.
- Effectuer 3 exercices de correction posturale et d'hypopression :
  1. Genoux à la poitrine
  2. Rotation des hanches
  3. Levage des hanches

## ✎ Remarques importantes

1. Cette indication est la première chose que vous devez faire dans la journée, c'est-à-dire, si vous vous réveillez à 10 heures, c'est la première chose à faire.
2. Si vous disposez d'un appareil sonore comme Alexa, vous pouvez programmer une alarme pour vous réveiller avec l'audio de reprogrammation mentale, sinon, vous pouvez rechercher les audios sur YouTube, Spotify, etc.
3. Les trois exercices doivent être effectués au lit, et la description étape par étape de la façon de les faire se trouve dans le chapitre Recettes et procédures.
4. Si vous avez des contre-indications pour faire des exercices posturaux, sautez-les simplement et écoutez l'audio de reprogrammation mentale.

#jenaiplusdecomplications

# jeûne

- Thé Normoglycémique
- Pédiluve
- Exercices de Respiration

## Objectifs

- Contrôler le taux de sucre dans le sang.
- Réduire la faim physique et psychologique.
- Renforcer l'immunité.
- Favoriser le processus naturel d'élimination des toxines.
- Stimuler le processus de régénération et inverser les dommages subis par les cellules, les tissus et les organes du corps.

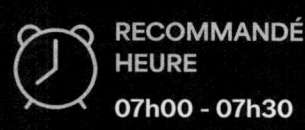

**RECOMMANDÉ HEURE**
07h00 - 07h30

## Recommandation

Au réveil, préparez le thé normoglycémique avec du romarin, de la cannelle, du pied de vache et des feuilles de goyave, en ajoutant le jus d'un citron lorsqu'il est prêt à être consommé et qu'il a refroidi.

En attendant que le thé normoglycémique refroidisse, préparez le bain de pieds (chapitre 10).

Une fois le bain de pieds prêt, plongez vos pieds dans l'eau pendant 30 minutes et commencez à boire le thé normoglycémique.

Accompagnez le thé de 2 morceaux d'Aloe Vera préalablement congelés et d'une (1) gousse d'ail finement hachée juste avant de le consommer.

Prenez une gorgée de thé et, entre chaque gorgée, effectuez 2 respirations abdominales profondes en regardant vers le soleil, jusqu'à ce que vous ayez fini toute la tasse.

Pendant que vous effectuez le bain de pieds, vous pouvez mettre de la musique relaxante pour commencer la journée de façon harmonieuse.

*Remarques importantes*

1. Si vous êtes allergique à l'un des ingrédients, ne le consommez pas. Préparez le thé avec les autres ingrédients indiqués.

2. C'est la première chose que vous devez faire après le réveil, par exemple, si vous vous réveillez à 10h00, ce doit être la première chose que vous faites.

3. Préparez 1 ½ litre de ce thé normoglycémique et buvez-le comme de l'eau normale aux heures recommandées.

- **07h00** Prenez une tasse à jeun.
- **11h30** Prenez une tasse 30 minutes avant le déjeuner.
- **14h00** Prenez une tasse 2 heures après le déjeuner.
- **18h30** Prenez une tasse 30 minutes avant le dîner.
- **21h00** Prenez une tasse 2 heures après le dîner.

4. Si vous devez limiter votre consommation de liquide en raison d'une affection telle qu'une insuffisance cardiaque ou rénale, ne préparez que la quantité de thé normoglycémique recommandée par votre médecin.

5. N'ajoutez aucun édulcorant - sucre ou similaire - pour sucrer le thé.

6. N'ajoutez jamais de jus de citron aux boissons chaudes, car il perd ses propriétés bénéfiques.

 *Concernant l'Aloe Vera*

1. Si vous présentez un degré ou une suspicion d'insuffisance rénale, ne consommez pas d'Aloe Vera.

2. Si vous ne présentez pas de contre-indications, consommez de l'Aloe Vera pendant 30 jours, puis reposez-vous pendant 30 jours, et répétez le cycle (10 jours de consommation - 30 jours sans en prendre).

LA FIN DU DIABÈTE SUCRÉ

# petit
## *déjeuner*

 Jus de cerise    Jus d'orange    Jus d'ananas

### Objectifs

- Contrôler le taux de sucre dans le sang.
- Fournir des nutriments à haute valeur biologique.
- Réduire la faim physique et psychologique.
- Promouvoir le processus naturel d'élimination des toxines du corps.
- Stimuler le processus de régénération et inverser les dommages causés aux cellules, tissus et organes du corps.

**RECOMMANDÉ HEURE**
08h00 - 08h30

*Recommandation*

Après avoir suivi les recommandations de jeûne, je vous suggère d'attendre environ 1 heure avant de prendre votre petit-déjeuner. Cela favorise la bonne absorption de l'aloe vera et de l'ail.

 **Je vous propose 3 excellentes options :**

- Jus de cerise naturel au gingembre et au curcuma.
- Jus d'orange naturel au gingembre et au curcuma.
- Jus d'ananas naturel au gingembre et au curcuma.

Vous pouvez boire deux grands verres de l'une de ces options, jusqu'à ce que vous vous sentiez satisfait, car ce sont de puissants jus anti-inflammatoires.

 *Remarques importantes*

1. Si vous êtes allergique à un ingrédient, ne le consommez pas. Préparez le jus avec les autres ingrédients indiqués.
2. Il s'agit de la première prise alimentaire de la journée, toujours après la recommandation de jeûne.
3. N'ajoutez aucun édulcorant - sucre ou similaire - pour sucrer les recettes.
4. La quantité de gingembre et de curcuma doit être adaptée au goût, agréable au palais.

# COLLATION DU *matin*

Jus de concombre avec Margose, Cerise, Chayote et Citron

### 🎯 *Objectifs*

- Contrôler la glycémie.
- Contrôler la tension artérielle.
- Renforcer l'immunité.
- Fournir des nutriments de haute valeur biologique.
- Réduire la faim physique et psychologique.
- Promouvoir le processus naturel d'élimination des toxines du corps.
- Stimuler le processus de régénération et inverser les dommages subis par les cellules, les tissus et les organes du corps.

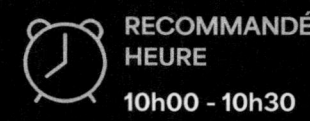

**RECOMMANDÉ HEURE**
10h00 - 10h30

*Recommandation*

Après avoir suivi les recommandations pour le jeûne et le petit-déjeuner, je vous propose une collation très importante pour continuer à désintoxiquer l'organisme et à lui apporter des nutriments.

 *Proposition*

Préparez un jus de concombre avec du margose, de la cerise, de la chayote et du citron.

Vous pouvez boire deux grands verres de ce jus, jusqu'à ce que vous vous sentiez rassasié, car c'est un puissant anti-inflammatoire et un agent normoglycémiant.

 *Remarques importantes*

1. Si vous êtes allergique à un ingrédient, ne le consommez pas. Préparez le jus avec les autres ingrédients indiqués.

2. Il n'est pas obligatoire de prendre ce jus le matin, surtout si vous vous réveillez tard, car vous devez donner la priorité aux recommandations concernant le jeûne et le petit-déjeuner.

3. Tous les ingrédients doivent être "à votre goût", sans forcer les doses.

4. N'ajoutez pas d'édulcorant - sucre ou similaire - pour sucrer.

5. Je vous suggère de boire le jus avec une paille, une gorgée toutes les 30 secondes, afin qu'il ne devienne pas désagréable.

6. Vous pouvez préparer une plus grande quantité de ce jus, l'emporter au travail dans un thermos et le boire à chaque fois que vous avez faim.

7. Si vous avez une restriction d'apport liquide quotidien en raison d'une affection telle qu'une insuffisance cardiaque ou rénale, vous devez préparer la quantité de jus selon les recommandations de votre médecin.

# coup

## IMMUNOSTIMULANT

Vinaigre de cidre de pomme et propolis

### 🎯 Objectifs

- Contrôler le taux de sucre dans le sang.
- Éliminer les radicaux libres.
- Favoriser la digestion.
- Renforcer l'immunité.

**RECOMMANDÉ HEURE**

10 minutes avant le déjeuner et le dîner pendant 30 jours.

## 🥤 Proposition

Avant le déjeuner et le dîner, prenez une dose de vinaigre de cidre de pomme dans un verre d'eau, en ajoutant 5 gouttes de Propolis et le jus d'un citron.

## ✏️ Remarques importantes

1. Si vous êtes allergique à l'un des ingrédients (vinaigre de cidre de pomme ou propolis), ne l'incluez pas dans le coup.

2. La préparation de le coup immunostimulant est décrite au chapitre 10.

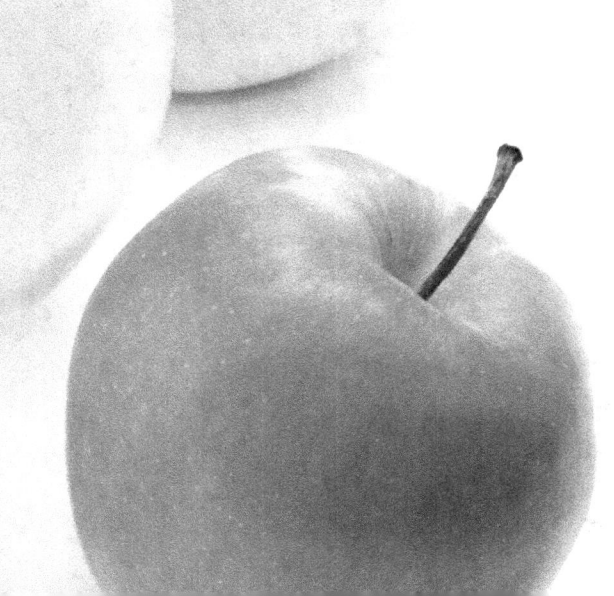

# déjeuner

## RIZ BRUN AUX LÉGUMES

### 🎯 Objectifs

- Prévenir les pics de glycémie.
- Renforcer l'immunité.
- Fournir des nutriments de haute valeur biologique.
- Contrôler la faim physique et psychologique.
- Stimuler le processus de régénération et d'inversion des dommages causés aux cellules, tissus et organes.

**RECOMMANDÉ HEURE**
12h00 - 13h00

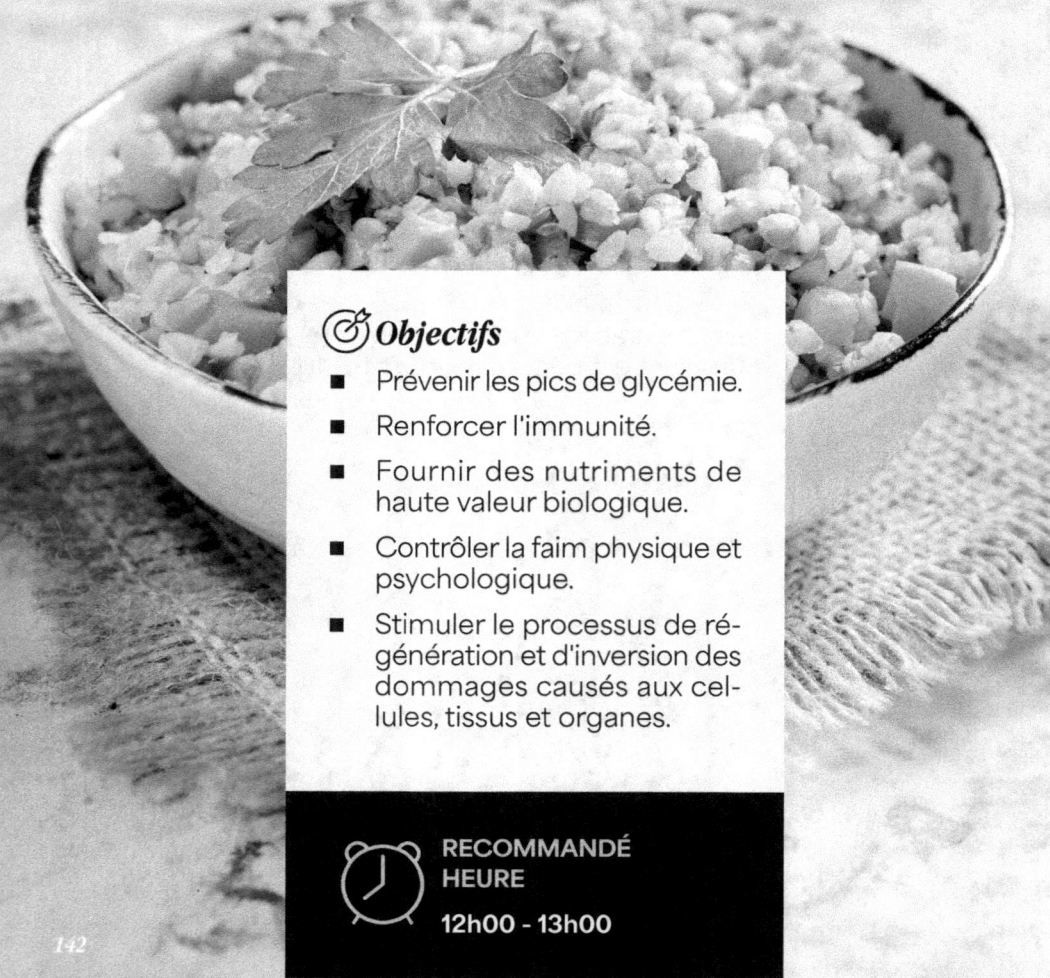

## ♡ Recommandation

1. Préparez et prenez l'injection immunitaire 10 minutes avant le déjeuner.
2. Le déjeuner marque le début de la consommation d'aliments solides pour la journée, ce qui lui confère une grande importance. Pour atteindre l'objectif de désintoxication de l'organisme, ces aliments doivent être riches en nutriments qui favorisent le processus de nutrition et de réparation cellulaire.

**Je vous propose 5 excellentes options :**

- Riz brun aux lentilles
- Riz brun aux pois chiches
- Riz brun au quinoa
- Riz brun au maïs
- Riz brun au millet ou à l'orge

## 📎 Sugestões

- Vous devriez accompagner les recettes de riz brun d'une abondante salade de légumes crus ou cuits à la vapeur.
- Il est important de saupoudrer vos repas de graines de lin, de chia et de sésame (de préférence sous forme de poudre) après les avoir servis.

## ✎ Remarques importantes

1. Si vous êtes allergique à un ingrédient, ne l'utilisez pas et préparez les recettes avec les autres produits indiqués.
2. Cette indication est votre premier repas solide de la journée, vous devez donc respecter les recettes proposées afin que l'organisme reçoive des aliments riches en macro et micronutriments de haute valeur biologique qui favorisent le processus de réparation et de restauration cellulaire.
3. Vous pouvez manger jusqu'à satiété, sans restriction de quantité, mais vous devez donner la priorité à la salade de légumes.
4. Evitez de boire de l'eau ou tout autre liquide pendant et jusqu'à 1 heure après les repas.
5. Mâchez chaque bouchée de nourriture entre 20 et 50 fois jusqu'à ce qu'elle soit complètement écrasée dans votre bouche.

# goûter

Jus de concombre avec melon amer, cerise, chayote et citron.

### 🎯 Objectifs

- Contrôler la glycémie.
- Gérer la tension artérielle.
- Renforcer l'immunité.
- Fournir des nutriments à haute valeur biologique.
- Réduire la faim physique et psychologique.
- Promouvoir le processus d'élimination des toxines par les voies naturelles du corps.
- Stimuler le processus de régénération et l'inversion des dommages causés aux cellules, tissus et organes.

**RECOMMANDÉ HEURE**

16h00 - 16h30

*Recommandation*

A ce moment, il est important de consommer des aliments qui nous soutiennent car c'est généralement à ce moment que la faim physique ou psychologique est la plus intense.

 *Proposition*

Préparez et buvez un jus de concombre, de melon amer, de cerise, de chayote et de citron.

Vous pouvez boire deux grands verres de ce jus jusqu'à ce que vous vous sentiez rassasié, car c'est un puissant anti-inflammatoire et un régulateur du taux de sucre dans le sang.

 *Remarques importantes*

1. Si vous êtes allergique à un ingrédient, ne l'incluez pas ; préparez le jus avec les autres ingrédients indiqués.

2. La quantité de chaque ingrédient doit être "à votre goût", sans forcer les doses.

3. N'ajoutez pas d'édulcorants - sucre ou similaire - pour sucrer le jus.

4. Je suggère de boire le jus avec une paille, en prenant une gorgée toutes les 30 secondes, pour le rendre plus agréable au goût.

5. Si vous devez limiter votre consommation quotidienne de liquide en raison d'une affection telle qu'une insuffisance cardiaque ou rénale, ne préparez que la quantité de jus recommandée par votre médecin.

# dîner

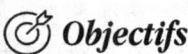 **Objectifs**

- Éviter les pics de glycémie.
- Renforcer l'immunité.
- Fournir des nutriments à haute valeur biologique.
- Contrôler la faim physique et psychologique.
- Stimuler le processus de régénération et inverser les dommages causés aux cellules, tissus et organes.

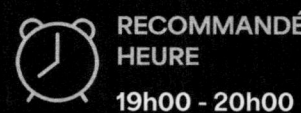

RECOMMANDÉ HEURE
19h00 - 20h00

## Recommandation

 Le dîner doit répondre à deux préceptes fondamentaux pour stimuler le processus de désintoxication du corps :

1. Être riche en micro et macronutriments.
2. Être facilement absorbé par le système digestif.

**Je vous propose 5 excellentes options**
- Ragoût d'orge
- Soupe de lentilles
- Soupe de maïs
- Soupe miso
- Soupe de millet et de légumes doux

## Sugestões

- Vous devriez accompagner les recettes de soupe avec beaucoup de salade de légumes crus ou cuits à la vapeur.
- Il est important de saupoudrer les graines de lin, de chia et de sésame (en poudre, c'est mieux) sur vos repas, après les avoir servis sur la table.

## Remarques importantes

1. Si vous êtes allergique à un ingrédient, ne l'utilisez pas et préparez les recettes avec les autres ingrédients indiqués.
2. Vous pouvez mixer la soupe pour en améliorer la consistance et le goût.
3. Vous pouvez manger jusqu'à satiété, sans restriction de quantité.
4. Évitez de boire de l'eau ou tout autre liquide pendant et jusqu'à une heure après les repas.
5. Mâchez chaque bouchée entre 20 et 50 fois jusqu'à ce qu'elle soit complètement écrasée dans votre bouche.

# thé normoglycémique

### PÉDILUVE
### RELAXATIONS AUDIOS

Thé au romarin, à la cannelle, à pata de vaca et aux feuilles de goyave

## 🎯 Objectifs

- Prévenir les pics d'hyperglycémie nocturne.
- Favoriser un sommeil profond et réparateur.
- Réduire la faim physique et psychologique.
- Renforcer l'immunité.
- Soutenir le processus naturel d'élimination des toxines de l'organisme.
- Stimuler la régénération et l'inversion des dommages subis par les cellules, les tissus et les organes.

**RECOMMANDÉ HEURE**

21h00 - 21h30

###  Recommandation

Environ 2 heures après le dîner, il est fréquent que la glycémie commence à augmenter en raison de l'absorption des nutriments, y compris le glucose.

Par conséquent, à ce moment-là - 21 heures - nous devrions veiller à ingérer la tisane normoglycémiante afin de garantir que le glucose pénètre dans les cellules, évitant ainsi les pics d'hyperglycémie nocturnes et les complications aiguës.

###  Proposition

Préparez le thé normoglycémique avec du romarin, de la cannelle, du pied de vache et des feuilles de goyave, en ajoutant le jus d'un citron lorsque le thé est chaud.

Préparez le bain de pieds et, tout en le faisant, savourez votre délicieux thé normoglycémique et écoutez un audio relaxant accompagné d'exercices de respiration.

### ✎ Remarques importantes

1. Si vous êtes allergique à un ingrédient, ne l'utilisez pas et préparez le thé avec les autres ingrédients indiqués.
2. Ce thé normoglycémique est le même que celui préparé le matin - à prendre à jeun et comme l'eau courante avant et après les repas - il doit donc être conservé dans un thermos et consommé, au moins, 1 litre tout au long de la journée.
3. Si vous devez limiter votre consommation quotidienne de liquide en raison d'une affection telle que l'insuffisance cardiaque ou rénale, ne préparez que la quantité de thé recommandée par votre médecin.
4. N'ajoutez aucun édulcorant - sucre ou similaire - pour sucrer le thé.
5. N'ajoutez jamais de jus de citron aux boissons chaudes, car il perd ses propriétés bénéfiques.

# coup

## DÉTOXIFIANT

Huile d'olive extra vierge au citron

### Objectifs

- Détoxifier le foie et les voies biliaires.
- Stimuler le transit intestinal.
- Renforcer l'immunité.
- Soutenir le processus naturel d'élimination des toxines par l'organisme.
- Stimuler la régénération et l'inversion des dommages subis par les cellules, les tissus et les organes.

**RECOMMANDÉ HEURE**
22h00 - 22h30

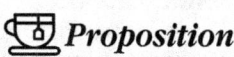 *Proposition*

Après avoir pris le thé normoglycémique et effectué le bain de pieds, il est conseillé de préparer un shot d'huile d'olive extra vierge non raffinée avec le jus d'un (1) citron.

 *Remarques importantes*

1. Si vous êtes allergique à l'un des ingrédients, ne le consommez tout simplement pas.

2. Ce Shot peut être désagréable au goût, je vous suggère donc de le prendre d'un trait, sans "y réfléchir à deux fois", ou d'y ajouter une pincée de miel, à condition qu'il ait été vérifié que la consommation de miel n'augmente pas votre taux de sucre dans le sang.

## Proposition du LUNDI

**Au réveil**
*Avant de se lever*

1. Écoutez l'audio Reprogrammation mentale.
2. Effectuez des exercices de correction de la posture et d'hypopression.

**07h00 - 07h30**
*Jeûne*

Commencez votre journée en :

1. Buvant le thé normoglycémique accompagné d'ail et d'aloe vera.
2. Faisant le bain de pieds avec des exercices de respiration.

**08h00 - 08h30**
*Petit déjeuner*

- Jus de cerise naturel avec du gingembre et du curcuma.

**10h00 - 10h30**
*Collation du matin*

- Jus de concombre avec du melon amer, de la cerise, de la chayote et du citron.

**12h00 - 13h00**
*Coup immunostimulant :
10 minutes avant.
Déjeuner*

- Riz brun avec pois chiches.
- Salade de légumes crus ou cuits à la vapeur.

**16h00 - 16h30**
*Goûter*

- Jus de concombre avec melon amer, cerise, chayote et citron.

**19h00 - 20h00**
*Coup immunostimulant :
10 minutes avant.
Dîner*

- Ragoût d'orge.
- Salade de légumes crus ou cuits à la vapeur.

**21h00 - 21h30**
*Thé normoglycémique
Pédiluve
Exercices de respiration*

1. Thé normoglycémique.
2. Préparez le bain de pieds et, tout en le faisant, dégustez votre délicieux thé normoglycémique et écoutez de la musique relaxante accompagnée d'exercices de respiration.

**22h00 - 22h30**
*Coup détoxifiant*

- Prenez le Coup Détoxifiant d'huile d'olive extra vierge non raffinée avec du jus de citron.

## Proposition du MARDI

**Au réveil**
*Avant de se lever*

1. Écoutez l'audio Reprogrammation mentale.
2. Effectuez des exercices de correction de la posture et d'hypopression.

**07h00 - 07h30**
*Jeûne*

Commencez votre journée en :

1. Buvant le thé normoglycémique accompagné d'ail et d'aloe vera.
2. Faisant le bain de pieds avec des exercices de respiration.

**08h00 - 08h30**
*Petit déjeuner*

- Jus d'orange naturel au gingembre et au curcuma.

**10h00 - 10h30**
*Collation du matin*

- Jus de concombre avec du melon amer, de la cerise, de la chayote et du citron.

**12h00 - 13h00**
*Coup immunostimulant :*
*10 minutes avant.*
*Déjeuner*

- Riz brun au quinoa.
- Salade de légumes crus ou cuits à la vapeur.

**16h00 - 16h30**
*Goûter*

- Jus de concombre avec melon amer, cerise, chayote et citron.

**19h00 - 20h00**
*Coup immunostimulant :*
*10 minutes avant.*
*Dîner*

- Soupe aux lentilles.
- Salade de légumes crus ou cuits à la vapeur.

**21h00 - 21h30**
*Thé normoglycémique*
*Pédiluve*
*Exercices de respiration*

1. Thé normoglycémique.
2. Préparez le bain de pieds et, tout en le faisant, dégustez votre délicieux thé normoglycémique et écoutez de la musique relaxante accompagnée d'exercices de respiration.

**22h00 - 22h30**
*Coup détoxifiant*

- Prenez le Coup Détoxifiant d'huile d'olive extra vierge non raffinée avec du jus de citron.

#jenaiplusdecomplications

## Proposition du MERCREDI

**Au réveil**
*Avant de se lever*

1. Écoutez l'audio Reprogrammation mentale.
2. Effectuez des exercices de correction de la posture et d'hypopression.

**07h00 - 07h30**
*Jeûne*

Commencez votre journée en :

1. Buvant le thé normoglycémique accompagné d'ail et d'aloe vera.
2. Faisant le bain de pieds avec des exercices de respiration.

**08h00 - 08h30**
*Petit déjeuner*

- Jus d'ananas naturel au gingembre et au curcuma.

**10h00 - 10h30**
*Collation du matin*

- Jus de concombre avec du melon amer, de la cerise, de la chayote et du citron.

**12h00 - 13h00**
*Coup immunostimulant :*
*10 minutes avant.*
*Déjeuner*

- Riz complet au maïs.
- Salade de légumes crus ou cuits à la vapeur.

**16h00 - 16h30**
*Goûter*

- Jus de concombre avec melon amer, cerise, chayote et citron.

**19h00 - 20h00**
*Coup immunostimulant :*
*10 minutes avant.*
*Dîner*

- Soupe de maïs.
- Salade de légumes crus ou cuits à la vapeur.

**21h00 - 21h30**
*Thé normoglycémique*
*Pédiluve*
*Exercices de respiration*

1. Thé normoglycémique.
2. Préparez le bain de pieds et, tout en le faisant, dégustez votre délicieux thé normoglycémique et écoutez de la musique relaxante accompagnée d'exercices de respiration.

**22h00 - 22h30**
*Coup détoxifiant*

- Prenez le Coup Détoxifiant d'huile d'olive extra vierge non raffinée avec du jus de citron.

**RECOMMANDATIONS QUOTIDIENNES POUR INVERSER LES DOMMAGES DU DIABÈTE SUCRÉ**

# Proposition du — JEUDI

**Au réveil**
*Avant de se lever*

1. Écoutez l'audio Reprogrammation mentale.
2. Effectuez des exercices de correction de la posture et d'hypopression.

**07h00 - 07h30**
*Jeûne*

Commencez votre journée en :

1. Buvant le thé normoglycémique accompagné d'ail et d'aloe vera.
2. Faisant le bain de pieds avec des exercices de respiration.

**08h00 - 08h30**
*Petit déjeuner*

- Jus de cerise naturel avec du gingembre et du curcuma.

**10h00 - 10h30**
*Collation du matin*

- Jus de concombre avec du melon amer, de la cerise, de la chayote et du citron.

**12h00 - 13h00**
*Coup immunostimulant :
10 minutes avant.
Déjeuner*

- Riz intégral aux lentilles.
- Salade de légumes crus ou cuits à la vapeur.

**16h00 - 16h30**
*Goûter*

- Jus de concombre avec melon amer, cerise, chayote et citron.

**19h00 - 20h00**
*Coup immunostimulant :
10 minutes avant.
Dîner*

- Soupe miso.
- Salade de légumes crus ou cuits à la vapeur.

**21h00 - 21h30**
*Thé normoglycémique
Pédiluve
Exercices de respiration*

1. Thé normoglycémique.
2. Préparez le bain de pieds et, tout en le faisant, dégustez votre délicieux thé normoglycémique et écoutez de la musique relaxante accompagnée d'exercices de respiration.

**22h00 - 22h30**
*Coup détoxifiant*

- Prenez le Coup Détoxifiant d'huile d'olive extra vierge non raffinée avec du jus de citron.

#jenaiplusdecomplications

## Proposition du VENDREDI

**Au réveil**
*Avant de se lever*

1. Écoutez l'audio Reprogrammation mentale.
2. Effectuez des exercices de correction de la posture et d'hypopression.

**07h00 - 07h30**
*Jeûne*

Commencez votre journée en :

1. Buvant le thé normoglycémique accompagné d'ail et d'aloe vera.
2. Faisant le bain de pieds avec des exercices de respiration.

**08h00 - 08h30**
*Petit déjeuner*

- Jus d'orange naturel au gingembre et au curcuma.

**10h00 - 10h30**
*Collation du matin*

- Jus de concombre avec du melon amer, de la cerise, de la chayote et du citron.

**12h00 - 13h00**
*Coup immunostimulant :*
*10 minutes avant.*
*Déjeuner*

- Riz brun au millet ou à l'orge.
- Salade de légumes crus ou cuits à la vapeur.

**16h00 - 16h30**
*Goûter*

- Jus de concombre avec melon amer, cerise, chayote et citron.

**19h00 - 20h00**
*Coup immunostimulant :*
*10 minutes avant.*
*Dîner*

- Soupe de millet et légumes sucrés.
- Salade de légumes crus ou cuits à la vapeur.

**21h00 - 21h30**
*Thé normoglycémique*
*Pédiluve*
*Exercices de respiration*

1. Thé normoglycémique.
2. Préparez le bain de pieds et, tout en le faisant, dégustez votre délicieux thé normoglycémique et écoutez de la musique relaxante accompagnée d'exercices de respiration.

**22h00 - 22h30**
*Coup détoxifiant*

- Prenez le Coup Détoxifiant d'huile d'olive extra vierge non raffinée avec du jus de citron.

## Proposition du SAMEDI ET DIMANCHE

**Au réveil**
*Avant de se lever*

1. Écoutez l'audio Reprogrammation mentale.
2. Effectuez des exercices de correction de la posture et d'hypopression.

**07h00 - 07h30**
*Jeûne*

Commencez votre journée en :

1. Buvant le thé normoglycémique accompagné d'ail et d'aloe vera.
2. Faisant le bain de pieds avec des exercices de respiration.

**08h00 - 08h30**
*Petit déjeuner*

- Vous pouvez choisir parmi les trois options de jus naturel au gingembre et au curcuma.

**10h00 - 10h30**
*Collation du matin*

- Jus de concombre avec du melon amer, de la cerise, de la chayote et du citron.

**12h00 - 13h00**
*Coup immunostimulant :*
*10 minutes avant.*
*Déjeuner*

- Vous pouvez choisir parmi les 5 options de riz brun.
- Salade de légumes crus ou cuits à la vapeur.

**16h00 - 16h30**
*Goûter*

- Jus de concombre avec melon amer, cerise, chayote et citron.

**19h00 - 20h00**
*Coup immunostimulant :*
*10 minutes avant.*
*Dîner*

- Vous pouvez choisir parmi les 5 options de soupes.
- Salade de légumes crus ou cuits à la vapeur.

**21h00 - 21h30**
*Thé normoglycémique*
*Pédiluve*
*Exercices de respiration*

1. Thé normoglycémique.
2. Préparez le bain de pieds et, tout en le faisant, dégustez votre délicieux thé normoglycémique et écoutez de la musique relaxante accompagnée d'exercices de respiration.

**22h00 - 22h30**
*Coup détoxifiant*

- Prenez le Coup Détoxifiant d'huile d'olive extra vierge non raffinée avec du jus de citron.

#jenaiplusdecomplications

# Que faire après le 30 JOURS Désintoxication ?

Dans le cadre d'un programme de rééducation nutritionnelle, l'un des objectifs de cette méthode est de vous faire adopter un mode de vie sain. Notre principale suggestion est donc d'adopter ce système pour la vie avec quelques ajustements pour avoir plus de variété dans votre alimentation.

Je vais énumérer les modifications que vous pouvez apporter après les 30 jours de Body Detox par ordre d'importance.

## Suggestions après les 30 jours

### Concernant le thé normoglycémique

1. Du lundi au vendredi, préparez le thé normoglycémique avec tous les ingrédients et buvez-en 1 litre par jour aux heures recommandées.

2. Le samedi et le dimanche, préparez la même quantité de thé normoglycémique mais avec un seul des ingrédients et du citron.

### Concernant le pédiluve

Vous pouvez le faire un jour sur deux et seulement pendant 10 minutes aux heures recommandées (matin et soir).

### En ce qui concerne le petit-déjeuner

Je vous suggère de garder les mêmes recommandations de jus, et si vous voulez ajouter un aliment solide, une omelette (avec deux œufs, de l'oignon et de la ciboulette au goût), préparée dans une poêle antiadhésive ou en utilisant de l'huile d'olive extra vierge, est une excellente option.

### En ce qui concerne les collations du matin et de l'après-midi

Le jus de concombre est un aliment que vous devriez prendre à vie, comme vous le faisiez auparavant avec le lait, qui n'apportait aucun nutriment.

Si vous le souhaitez, vous pouvez également boire les jus indiqués pour le petit-déjeuner pendant les collations.

### En ce qui concerne le déjeuner

Je vous suggère de conserver les mêmes recettes et d'ajouter des viandes blanches telles que le poulet, le poisson et le lapin trois (3) fois par semaine et des œufs quatre (4) fois par semaine.

### Pour le dîner

Je vous propose de garder les mêmes recettes et d'ajouter des viandes blanches comme le poulet, le poisson et le lapin cinq (5) fois par semaine et des viandes rouges une (1) fois par semaine.

### Pour le Coup Détoxifiant

Vous pouvez répéter un cycle de 5 jours et prendre 25 jours de repos.

### Pour l'audio de reprogrammation mentale et les exercices d'hypopression et de respiration

Je vous propose de les intégrer à votre quotidien car ce sont d'excellents alliés pour la santé.

## 💡 Conseils du Dr. Quesada

1. Suivre les propositions naturalistes de ce livre vous apportera toujours la tranquillité d'esprit, la confiance et la santé.

2. En cas de doute, il est toujours recommandé de consulter votre médecin. Toutes les suggestions faites dans ce livre ne remplacent pas, en tout ou en partie, les conseils de votre médecin.

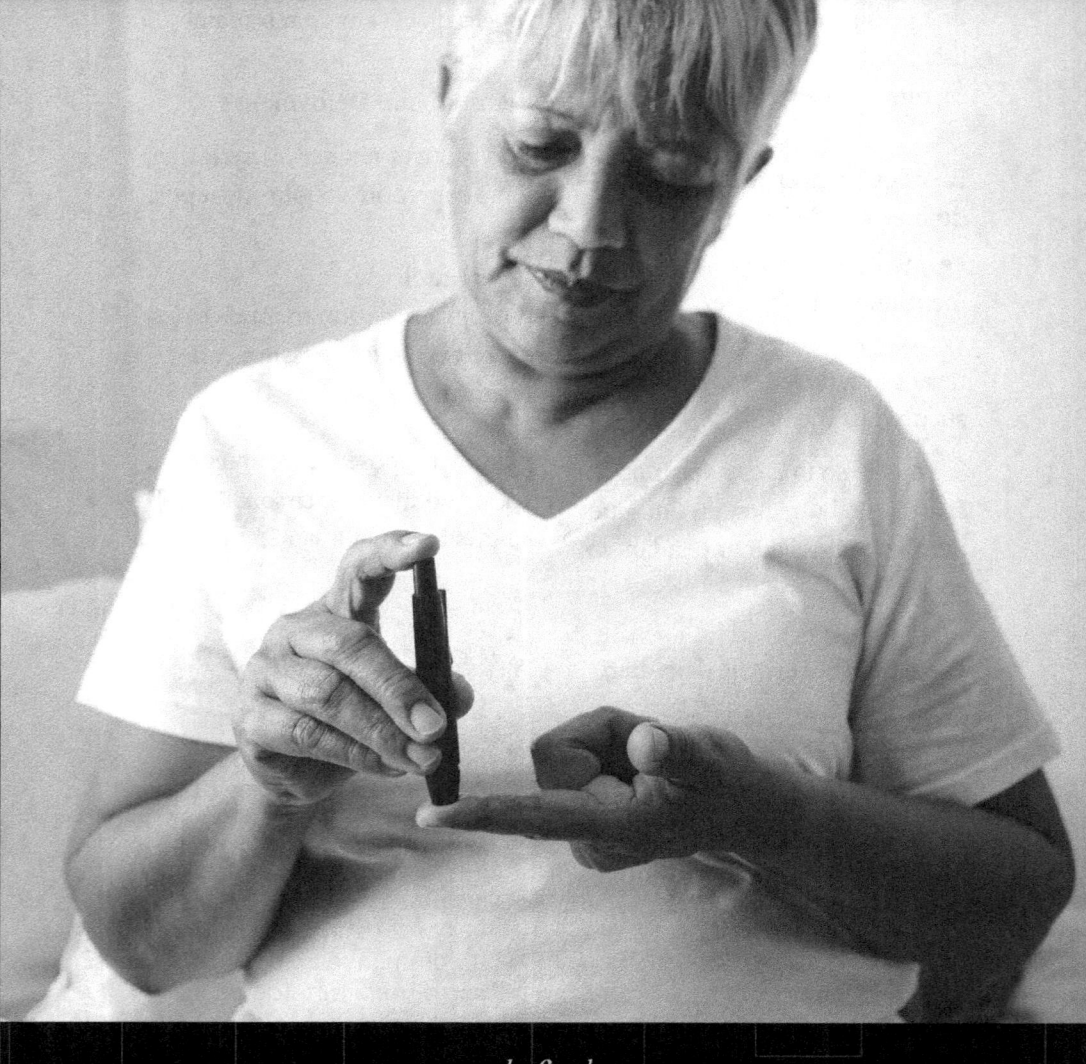

*la fin du*
**DIABÈTE
SUCRÉ**

# CHAPITRE 8

# SYSTÈME DE CONTRÔLE

**je n'ai plus de compli cations**

#jenaiplusdecomplications

@dr.aldenquesada

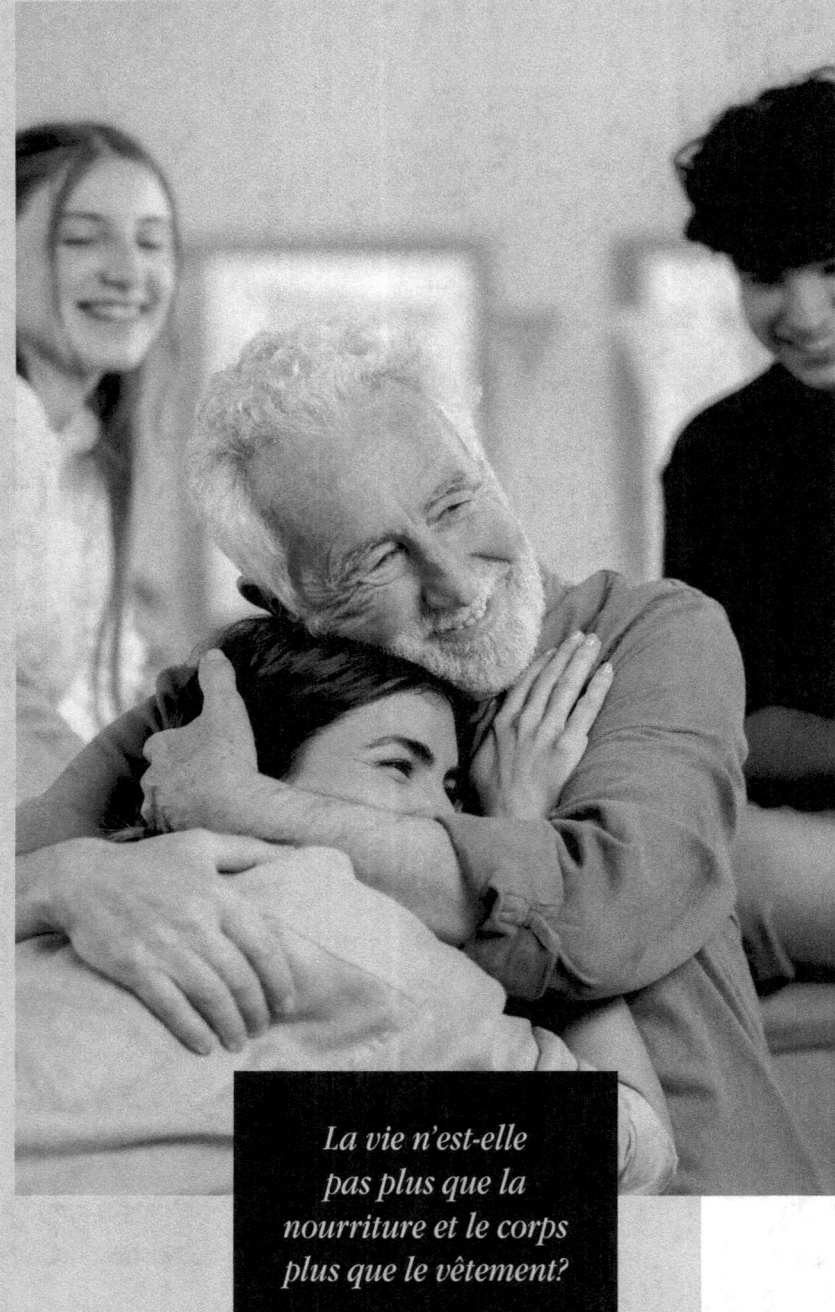

Thérapeute, vous trouverez dans les pages suivantes 3 types de contrôle que vous devez effectuer, quotidiennement et de manière exhaustive, pendant la durée où vous suivez les recommandations de ce livre :

- Contrôle de la glycémie à 4 moments de la journée.
- Contrôle des recommandations quotidiennes.
- Contrôle de l'évolution des symptômes.

## CONSEILS PRATIQUES POUR UN CONTRÔLE EFFICACE

1. **Réglez des alarmes :** Réglez des alertes sur votre téléphone ou votre montre pour vous rappeler quand vous devez contrôler votre glycémie. Cela vous aidera à maintenir un horaire régulier et à ne pas oublier les mesures.

2. **Soyez discipliné :** lorsque l'alarme de votre téléphone se déclenche, faites l'effort de faire le contrôle à ce moment-là.

3. **Emportez du matériel d'analyse avec vous :** ayez toujours votre lecteur de glycémie, des bandelettes réactives et une lancette, surtout si vous êtes à l'extérieur de la maison ou sur votre lieu de travail. Cela vous permettra de vous tester même lorsque vous n'êtes pas chez vous.

4. **Partagez vos résultats :** partagez vos relevés de glycémie, l'évolution de vos symptômes, etc. avec votre famille et vos amis, y compris votre médecin traitant.

5. **Jour terminé :** ne vous couchez jamais sans avoir enregistré vos résultats dans les tableaux de contrôle.

En suivant ces conseils pratiques et en tenant un registre organisé, vous aurez un contrôle absolu de vos progrès. Rappelez-vous le vieil adage : *"Je suis le capitaine de mon destin..."*

## CONTRÔLE DE LA GLYCÉMIE

De nombreuses études scientifiques ont conclu que les mesures quotidiennes de la glycémie à des moments précis de la journée contribuent au contrôle adéquat du diabète sucré et réduisent les complications et la mortalité liées à cette maladie.

Effectués 4 fois par jour, ces contrôles sont essentiels pour une gestion efficace du diabète et pour améliorer le pronostic vital.

Ces contrôles fournissent des informations en temps réel pour prendre des décisions concernant le régime alimentaire, les médicaments et le mode de vie, contribuant ainsi à améliorer la qualité de vie des personnes atteintes de diabète, tout en réduisant le risque de complications aiguës et chroniques.

**Les 4 contrôles de la glycémie**
- Glycémie à jeun

**Glycémie postprandiale**
- 2 heures après le petit-déjeuner
- 2 heures après le déjeuner
- 2 heures après le dîner

## GLYCÉMIE À JEUN

C'est un marqueur de l'effet des aliments que nous mangeons au dîner ou après.

- **Glycémie à jeun :** 80-130 mg/dl (4,4-7,2 mmol/L)

Si la glycémie est élevée le matin, au-dessus de 130 mg/dl, cela signifie que nous devons modifier ce que nous mangeons au dîner et/ou être prudents avec les aliments ingérés après le dîner.

## SYSTÈME DE CONTRÔLE

### GLUCOSE POSTPRANDIALE

Connue sous le nom de glucose postprandial, elle indique la réponse de l'organisme aux aliments que nous ingérons (principaux repas de la journée).

- **Glycémie postprandiale :** <180 mg/dl (10 mmol/L)

Si, deux heures après avoir mangé, la glycémie reste supérieure à 180 mg/dl, cela signifie que les aliments que nous consommons ne favorisent pas le processus de contrôle et d'inversion des dommages causés par le diabète.

| Test | Control Range |
|---|---|
| Glycémie à jeun | 80-130 mg/dl (4.4-7.2 mmol/L) |
| Glycémie postprandiale * | <180 mg/dl (10 mmol/L) |

* Jusqu'à 2 heures après les principaux repas de la journée.

### ✎ *Remarques importantes*

1. Les mesures de glycémie les plus importantes de la journée sont celles effectuées à jeun et 2 heures après le dîner. Ces mesures sont essentielles pour votre contrôle quotidien car la plupart des complications aiguës du diabète surviennent la nuit, pendant que vous dormez.

2. Vous ne devez jamais vous coucher avec une glycémie supérieure à 180 mg/dl car, comme indiqué précédemment, la plupart des complications aiguës du diabète se développent pendant que vous dormez.

3. Si votre glycémie est supérieure à 180 mg/dl lors du contrôle effectué 2 heures après le dîner, il est important de préparer le thé indiqué pour 21 heures et de le boire, vous pouvez même en prendre plus d'un verre.

4. Lorsque, lors des contrôles de la glycémie, vous détectez des niveaux élevés (supérieurs à 180 mg/dl), je vous suggère d'identifier si vous présentez des symptômes d'accompagnement et de les noter sur votre feuille d'évolution des symptômes.

**Dans les tableaux suivants, inscrivez la date et notez les résultats de la glycémie (mg/dl ou mmol/l).**

#jenaiplusdecomplications

**LA FIN DU DIABÈTE SUCRÉ**

## TABLEAU 1 | CONTRÔLE QUOTIDIEN DE LA GLYCÉMIE

| DIMANCHE | | |
|---|---|---|
| JOUR | Jeûne | |
| | 2 heures après le petit déjeuner | |
| | 2 heures après le déjeuner | |
| | 2 heures après le dîner | |

| LUNDI | | |
|---|---|---|
| JOUR | Jeûne | |
| | 2 heures après le petit déjeuner | |
| | 2 heures après le déjeuner | |
| | 2 heures après le dîner | |

| MARDI | | |
|---|---|---|
| JOUR | Jeûne | |
| | 2 heures après le petit déjeuner | |
| | 2 heures après le déjeuner | |
| | 2 heures après le dîner | |

| MERCREDI | | |
|---|---|---|
| JOUR | Jeûne | |
| | 2 heures après le petit déjeuner | |
| | 2 heures après le déjeuner | |
| | 2 heures après le dîner | |

| JEUDI | | |
|---|---|---|
| JOUR | Jeûne | |
| | 2 heures après le petit déjeuner | |
| | 2 heures après le déjeuner | |
| | 2 heures après le dîner | |

| VENDREDI | | |
|---|---|---|
| JOUR | Jeûne | |
| | 2 heures après le petit déjeuner | |
| | 2 heures après le déjeuner | |
| | 2 heures après le dîner | |

| SAMEDI | | |
|---|---|---|
| JOUR | Jeûne | |
| | 2 heures après le petit déjeuner | |
| | 2 heures après le déjeuner | |
| | 2 heures après le dîner | |

### VALEURS NORMALES

**Glycémie à jeun :** 80-130 mg/dl (4.4-7.2 mmol/L)   **Glycémie postprandiale :** <180 mg/dl (10 mmol/L)

## SYSTÈME DE CONTRÔLE

**DIMANCHE**
JOUR

- Jeûne
- 2 heures après le petit déjeuner
- 2 heures après le déjeuner
- 2 heures après le dîner

**LUNDI**
JOUR

- Jeûne
- 2 heures après le petit déjeuner
- 2 heures après le déjeuner
- 2 heures après le dîner

**MARDI**
JOUR

- Jeûne
- 2 heures après le petit déjeuner
- 2 heures après le déjeuner
- 2 heures après le dîner

**MERCREDI**
JOUR

- Jeûne
- 2 heures après le petit déjeuner
- 2 heures après le déjeuner
- 2 heures après le dîner

**JEUDI**
JOUR

- Jeûne
- 2 heures après le petit déjeuner
- 2 heures après le déjeuner
- 2 heures après le dîner

**VENDREDI**
JOUR

- Jeûne
- 2 heures après le petit déjeuner
- 2 heures après le déjeuner
- 2 heures après le dîner

**SAMEDI**
JOUR

- Jeûne
- 2 heures après le petit déjeuner
- 2 heures après le déjeuner
- 2 heures après le dîner

### VALEURS NORMALES

**Glycémie à jeun :** 80-130 mg/dl (4.4-7.2 mmol/L)    **Glycémie postprandiale :** <180 mg/dl (10 mmol/L)

#jenaiplusdecomplications

**LA FIN DU DIABÈTE SUCRÉ**

## TABLEAU 1 | CONTRÔLE QUOTIDIEN DE LA GLYCÉMIE

### DIMANCHE
JOUR

- Jeûne
- 2 heures après le petit déjeuner
- 2 heures après le déjeuner
- 2 heures après le dîner

### LUNDI
JOUR

- Jeûne
- 2 heures après le petit déjeuner
- 2 heures après le déjeuner
- 2 heures après le dîner

### MARDI
JOUR

- Jeûne
- 2 heures après le petit déjeuner
- 2 heures après le déjeuner
- 2 heures après le dîner

### MERCREDI
JOUR

- Jeûne
- 2 heures après le petit déjeuner
- 2 heures après le déjeuner
- 2 heures après le dîner

### JEUDI
JOUR

- Jeûne
- 2 heures après le petit déjeuner
- 2 heures après le déjeuner
- 2 heures après le dîner

### VENDREDI
JOUR

- Jeûne
- 2 heures après le petit déjeuner
- 2 heures après le déjeuner
- 2 heures après le dîner

### SAMEDI
JOUR

- Jeûne
- 2 heures après le petit déjeuner
- 2 heures après le déjeuner
- 2 heures après le dîner

### VALEURS NORMALES

**Glycémie à jeun :** 80-130 mg/dl (4.4-7.2 mmol/L)  **Glycémie postprandiale :** <180 mg/dl (10 mmol/L)

# SYSTÈME DE CONTRÔLE

## DIMANCHE
JOUR

- Jeûne
- 2 heures après le petit déjeuner
- 2 heures après le déjeuner
- 2 heures après le dîner

## LUNDI
JOUR

- Jeûne
- 2 heures après le petit déjeuner
- 2 heures après le déjeuner
- 2 heures après le dîner

## MARDI
JOUR

- Jeûne
- 2 heures après le petit déjeuner
- 2 heures après le déjeuner
- 2 heures après le dîner

## MERCREDI
JOUR

- Jeûne
- 2 heures après le petit déjeuner
- 2 heures après le déjeuner
- 2 heures après le dîner

## JEUDI
JOUR

- Jeûne
- 2 heures après le petit déjeuner
- 2 heures après le déjeuner
- 2 heures après le dîner

## VENDREDI
JOUR

- Jeûne
- 2 heures après le petit déjeuner
- 2 heures après le déjeuner
- 2 heures après le dîner

## SAMEDI
JOUR

- Jeûne
- 2 heures après le petit déjeuner
- 2 heures après le déjeuner
- 2 heures après le dîner

---

### VALEURS NORMALES

**Glycémie à jeun :** 80-130 mg/dl (4.4-7.2 mmol/L)   **Glycémie postprandiale :** <180 mg/dl (10 mmol/L)

#jenaiplusdecomplications

## ⏰ *Contrôle des recommandations quotidiennes*

C'est extrêmement important car cela démontre votre niveau de discipline et d'engagement envers votre santé et votre désir d'être libéré des symptômes, des médicaments, des risques et des complications de cette maladie.

Dans les tableaux suivants, notez la date et marquez les recommandations suivies quotidiennement.

**SYSTÈME DE CONTRÔLE**

## TABLEAU 2 | CONTRÔLE DES RECOMMANDATIONS QUOTIDIENNES

| | dim | lun | mar | mer | jeu | ven | sam |
|---|---|---|---|---|---|---|---|
| **Au réveil** *Avant de se lever* *Audio-Exercices* | ✓ | ☐ | ☐ | ☐ | ☐ | ☐ | ☐ |
| **07h00 - 07h30** *Jeûne* | ☐ | ☐ | ☐ | ☐ | ☐ | ☐ | ☐ |
| **08h00 - 08h30** *Petit déjeuner* | ☐ | ☐ | ☐ | ☐ | ☐ | ☐ | ☐ |
| **10h00 - 10h30** *Collation du matin* | ☐ | ☐ | ☐ | ☐ | ☐ | ☐ | ☐ |
| **12h00 - 13h00** *Coup Immunostimulant* *Déjeuner* | ☐ | ☐ | ☐ | ☐ | ☐ | ☐ | ☐ |
| **16h00 - 16h30** *Goûter* | ☐ | ☐ | ☐ | ☐ | ☐ | ☐ | ☐ |
| **19h00 - 20h00** *Coup Immunostimulant* *Dîner* | ☐ | ☐ | ☐ | ☐ | ☐ | ☐ | ☐ |
| **21h00 - 21h30** *Thé normoglycémique* *Pédiluve* | ☐ | ☐ | ☐ | ☐ | ☐ | ☐ | ☐ |
| **22h00 - 22h30** *Coup détoxifiant* | ☐ | ☐ | ☐ | ☐ | ☐ | ☐ | ☐ |

#jenaiplusdecomplications

## TABLEAU 2 | CONTRÔLE DES RECOMMANDATIONS QUOTIDIENNES

| | dim | lun | mar | mer | jeu | ven | sam |
|---|---|---|---|---|---|---|---|
| **Au réveil** *Avant de se lever* *Audio-Exercices* | ☐ | ☐ | ☐ | ☐ | ☐ | ☐ | ☐ |
| **07h00 - 07h30** *Jeûne* | ☐ | ☐ | ☐ | ☐ | ☐ | ☐ | ☐ |
| **08h00 - 08h30** *Petit déjeuner* | ☐ | ☐ | ☐ | ☐ | ☐ | ☐ | ☐ |
| **10h00 - 10h30** *Collation du matin* | ☐ | ☐ | ☐ | ☐ | ☐ | ☐ | ☐ |
| **12h00 - 13h00** *Coup Immunostimulant* *Déjeuner* | ☐ ☐ | ☐ ☐ | ☐ ☐ | ☐ ☐ | ☐ ☐ | ☐ ☐ | ☐ ☐ |
| **16h00 - 16h30** *Goûter* | ☐ | ☐ | ☐ | ☐ | ☐ | ☐ | ☐ |
| **19h00 - 20h00** *Coup Immunostimulant* *Dîner* | ☐ ☐ | ☐ ☐ | ☐ ☐ | ☐ ☐ | ☐ ☐ | ☐ ☐ | ☐ ☐ |
| **21h00 - 21h30** *Thé normoglycémique* *Pédiluve* | ☐ | ☐ | ☐ | ☐ | ☐ | ☐ | ☐ |
| **22h00 - 22h30** *Coup détoxifiant* | ☐ | ☐ | ☐ | ☐ | ☐ | ☐ | ☐ |

# SYSTÈME DE CONTRÔLE

## TABLEAU 2 | CONTRÔLE DES RECOMMANDATIONS QUOTIDIENNES

| | dim | lun | mar | mer | jeu | ven | sam |
|---|---|---|---|---|---|---|---|
| **Au réveil**<br>*Avant de se lever*<br>*Audio-Exercices* | ☐ | ☐ | ☐ | ☐ | ☐ | ☐ | ☐ |
| **07h00 - 07h30**<br>*Jeûne* | ☐ | ☐ | ☐ | ☐ | ☐ | ☐ | ☐ |
| **08h00 - 08h30**<br>*Petit déjeuner* | ☐ | ☐ | ☐ | ☐ | ☐ | ☐ | ☐ |
| **10h00 - 10h30**<br>*Collation du matin* | ☐ | ☐ | ☐ | ☐ | ☐ | ☐ | ☐ |
| **12h00 - 13h00**<br>*Coup Immunostimulant*<br>*Déjeuner* | ☐ | ☐ | ☐ | ☐ | ☐ | ☐ | ☐ |
| **16h00 - 16h30**<br>*Goûter* | ☐ | ☐ | ☐ | ☐ | ☐ | ☐ | ☐ |
| **19h00 - 20h00**<br>*Coup Immunostimulant*<br>*Dîner* | ☐ | ☐ | ☐ | ☐ | ☐ | ☐ | ☐ |
| **21h00 - 21h30**<br>*Thé normoglycémique*<br>*Pédiluve* | ☐ | ☐ | ☐ | ☐ | ☐ | ☐ | ☐ |
| **22h00 - 22h30**<br>*Coup détoxifiant* | ☐ | ☐ | ☐ | ☐ | ☐ | ☐ | ☐ |

#jenaiplusdecomplications

**TABLEAU 2** | CONTRÔLE DES RECOMMANDATIONS QUOTIDIENNES

| | dim | lun | mar | mer | jeu | ven | sam |
|---|---|---|---|---|---|---|---|
| **Au réveil**<br>*Avant de se lever*<br>*Audio-Exercices* | ☐ | ☐ | ☐ | ☐ | ☐ | ☐ | ☐ |
| **07h00 - 07h30**<br>*Jeûne* | ☐ | ☐ | ☐ | ☐ | ☐ | ☐ | ☐ |
| **08h00 - 08h30**<br>*Petit déjeuner* | ☐ | ☐ | ☐ | ☐ | ☐ | ☐ | ☐ |
| **10h00 - 10h30**<br>*Collation du matin* | ☐ | ☐ | ☐ | ☐ | ☐ | ☐ | ☐ |
| **12h00 - 13h00**<br>*Coup Immunostimulant*<br>*Déjeuner* | ☐<br>☐ | ☐<br>☐ | ☐<br>☐ | ☐<br>☐ | ☐<br>☐ | ☐<br>☐ | ☐<br>☐ |
| **16h00 - 16h30**<br>*Goûter* | ☐ | ☐ | ☐ | ☐ | ☐ | ☐ | ☐ |
| **19h00 - 20h00**<br>*Coup Immunostimulant*<br>*Dîner* | ☐<br>☐ | ☐<br>☐ | ☐<br>☐ | ☐<br>☐ | ☐<br>☐ | ☐<br>☐ | ☐<br>☐ |
| **21h00 - 21h30**<br>*Thé normoglycémique*<br>*Pédiluve* | ☐ | ☐ | ☐ | ☐ | ☐ | ☐ | ☐ |
| **22h00 - 22h30**<br>*Coup détoxifiant* | ☐ | ☐ | ☐ | ☐ | ☐ | ☐ | ☐ |

## CONTRÔLE DE LA PROGRESSION DES SYMPTÔMES

En posant un diagnostic correct et en surveillant la progression des symptômes, vous serez en mesure de savoir comment vous évoluez, si le traitement est efficace et si votre corps réagit favorablement.

Les symptômes les plus courants du diabète sucré ont été décrits dans le chapitre "Concepts généraux".

**Classification des symptômes en fonction de leur intensité :**

**Léger :** s'il n'interfère pas avec la capacité d'accomplir les activités quotidiennes.
**Modéré :** s'il entrave ces activités.
**Sévère :** s'il interfère, même, avec le repos.

Dans les tableaux suivants, notez les symptômes présents, la date, leur intensité et leur évolution selon la classification suivante :

- Léger
- Modéré
- Sévère

Commencez toujours par noter le symptôme qui limite le plus votre qualité de vie.

#jenaiplusdecomplications

## TABLEAU 3 | CONTRÔLE DE LA PROGRESSION DES SYMPTÔMES

| SYMPTÔMES | JOUR / / Intensité | JOUR / / Intensité | JOUR / / Intensité |
|---|---|---|---|
| | | | |
| | | | |
| | | | |
| | | | |
| | | | |
| | | | |
| | | | |

**Placez le symbole dans chaque contrôle en fonction de l'évolution des symptômes**

↑ Augmenté
+− Resté le même
↓ Diminué
⊗ Disparu

## SYSTÈME DE CONTRÔLE

| JOUR / / | JOUR / / | JOUR / / | JOUR / / |
|---|---|---|---|
| *Intensité* | *Intensité* | *Intensité* | *Intensité* |

**#jenaiplusdecomplications**

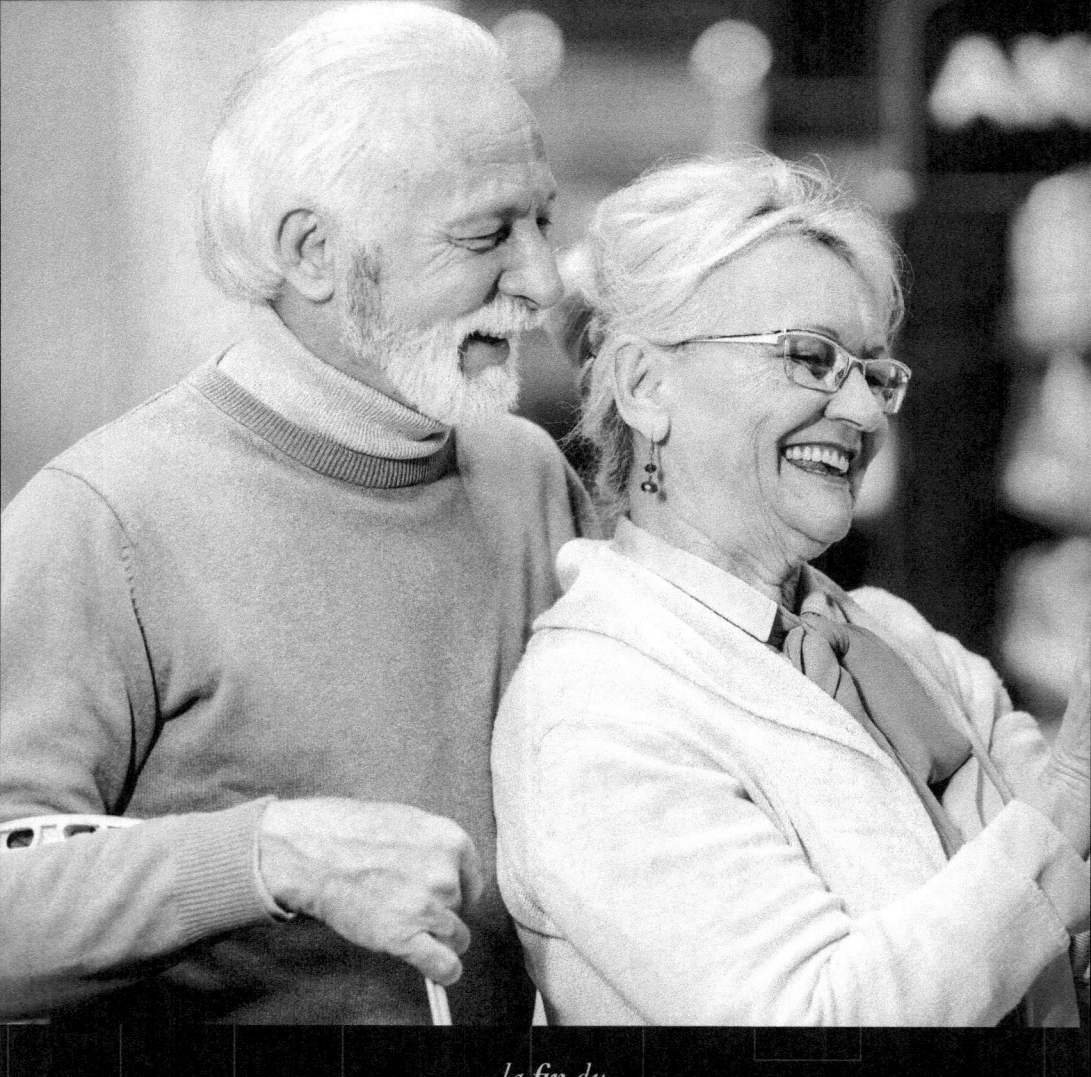

*la fin du*
**DIABÈTE
SUCRÉ**

CHAPITRE 9

# LISTE
## D'ÉPICERIE

**je n'ai plus de compli cations**

#jenaiplusdecomplications

@dr.aldenquesada

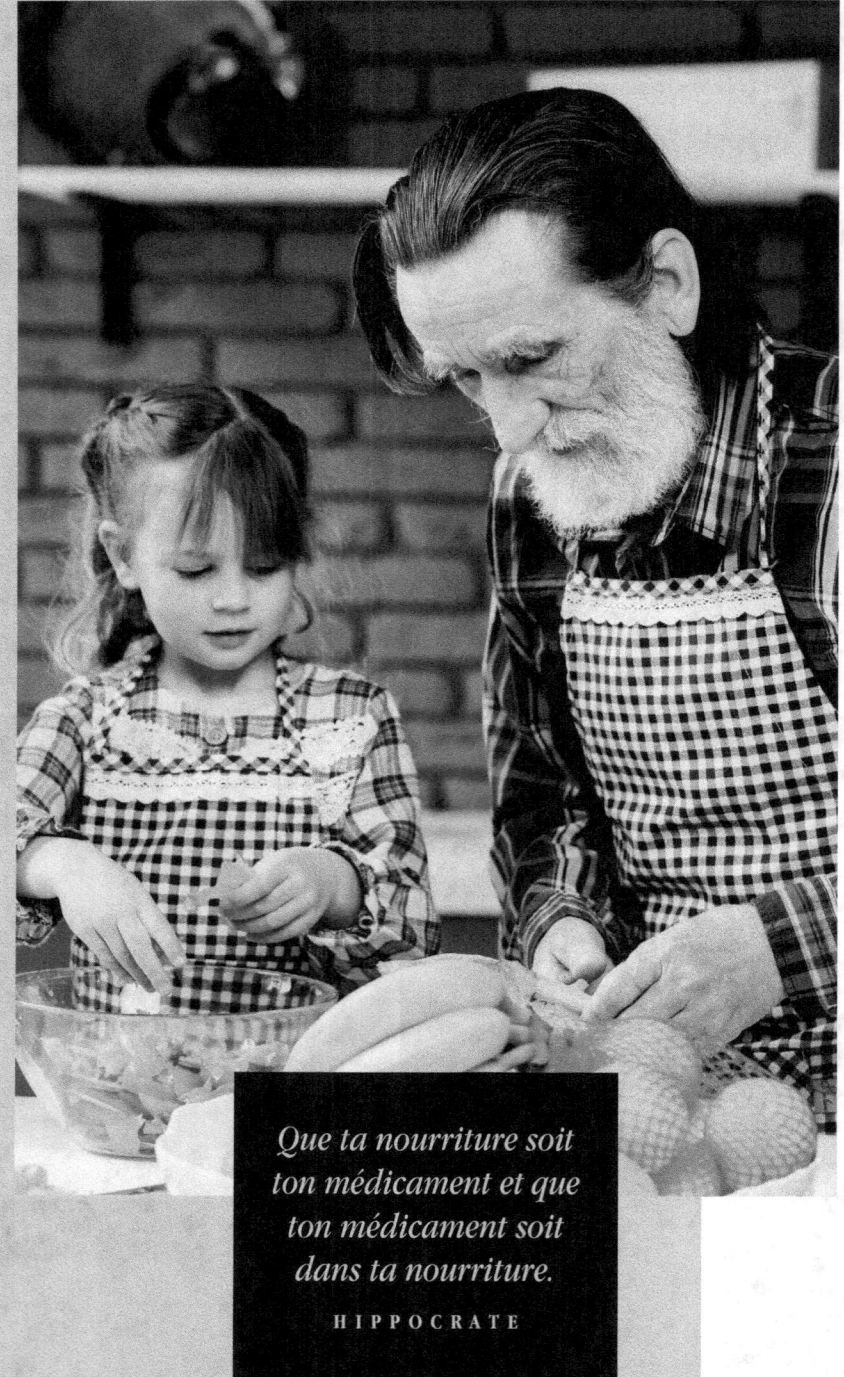

C her thérapeute, je partage avec vous une liste d'achats très utile lorsque vous irez au marché.

Il est important que vous n'achetiez que ce qui est indiqué sur cette liste, car c'est là que votre processus de désintoxication corporelle et de rééducation alimentaire commence à créer de nouveaux modèles de comportement sains.

Il n'est pas nécessaire d'acheter tous les produits ; cependant, tous les produits indiqués, s'ils sont cultivés et récoltés correctement, sont riches en micro et macronutriments.

Gardez à l'esprit que certains produits sont répétés dans les recettes, et que le concombre et la tomate sont des fruits, donc ils ne sont pas recommandés pour la préparation de la salade de légumes.

## *Bon shopping !*

## thé
### NORMOGLYCÉMIQUE

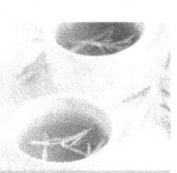

**Ingrédients**
- ☐ Romarin (feuilles)
- ☐ Cannelle (bâton ou poudre)
- ☐ Goyave (feuilles)
- ☐ Bauhinia forficata (pata de vaca) (feuilles)
- ☐ Curcuma (râpé ou en poudre)
- ☐ Gingembre (râpé ou en poudre)
- ☐ Citron

**Autres**
- ☐ Ail
- ☐ Aloe vera

## coup
### IMMUNOSTIMULANT

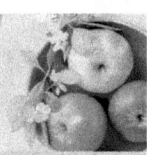

**Ingrédients**
- ☐ Vinaigre de cidre de pomme
- ☐ Propolis

## coup
### DÉTOXIFIANT

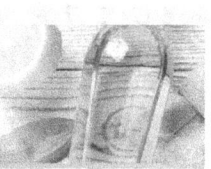

**Ingrédients**
- ☐ Huile d'olive extra vierge (non raffinée)
- ☐ Citron

LISTE D'ÉPICERIE

### RECETTES DE
# jus

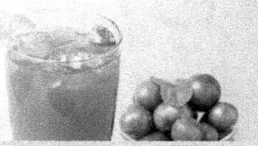

**Ingrédients**

- [ ] Cerise
- [ ] Pomme
- [ ] Orange
- [ ] Ananas
- [ ] Gingembre (râpé ou en poudre)
- [ ] Curcuma (râpé ou en poudre)

### JUS DE
# concombre

**Ingrédients**

- [ ] Concombre (toute variété)
- [ ] Margose (Momordica charantia)
- [ ] Chayote
- [ ] Cerise
- [ ] Citron

# DÉJEUNER

## RECETTES DE *riz brun*

**Ingrédients**

- ☐ Riz brun biologique
- ☐ Pois chiches
- ☐ Lentilles
- ☐ Maïs
- ☐ Millet ou orge
- ☐ Quinoa
- ☐ Oignon
- ☐ Ail
- ☐ Ora pro nobis
- ☐ Chou-fleur
- ☐ Brocoli
- ☐ Poivre vert (ou rouge)
- ☐ Sel marin (ou gros sel non raffiné)

## RECETTES DE *légumes*

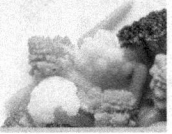

**Ingrédients**

- ☐ Chou
- ☐ Brocoli
- ☐ Chou-fleur
- ☐ Épinard
- ☐ Cresson
- ☐ Poireau
- ☐ Carotte
- ☐ Daikon
- ☐ Navet
- ☐ Persil
- ☐ Ciboulette
- ☐ Feuilles de pissenlit
- ☐ Citron

LISTE D'ÉPICERIE

## RECETTES DE
## *soupe*

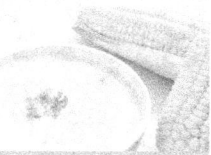

**Ingrédients**

- [ ] Orge
- [ ] Lentilles vertes ou brunes
- [ ] Épis ou grains de maïs frais
- [ ] Miso d'orge
- [ ] Millet
- [ ] Ail
- [ ] Oignon
- [ ] Chou-fleur
- [ ] Brocoli
- [ ] Chou
- [ ] Carotte
- [ ] Courgette
- [ ] Épinard
- [ ] Céleri
- [ ] Shoyu
- [ ] Poireau
- [ ] Ciboulette
- [ ] Persil
- [ ] Champignon Shiitake Champignon
- [ ] Wakame
- [ ] Poivron vert ou rouge
- [ ] Ora pro nobis (Pereskia aculeata)
- [ ] Sel de mer (ou gros sel non raffiné)

## *Pédiluve*

**Ingrédients**

- [ ] Sel de mer (ou gros sel non raffiné)
- [ ] Gingembre (râpé ou en poudre)
- [ ] Bassin

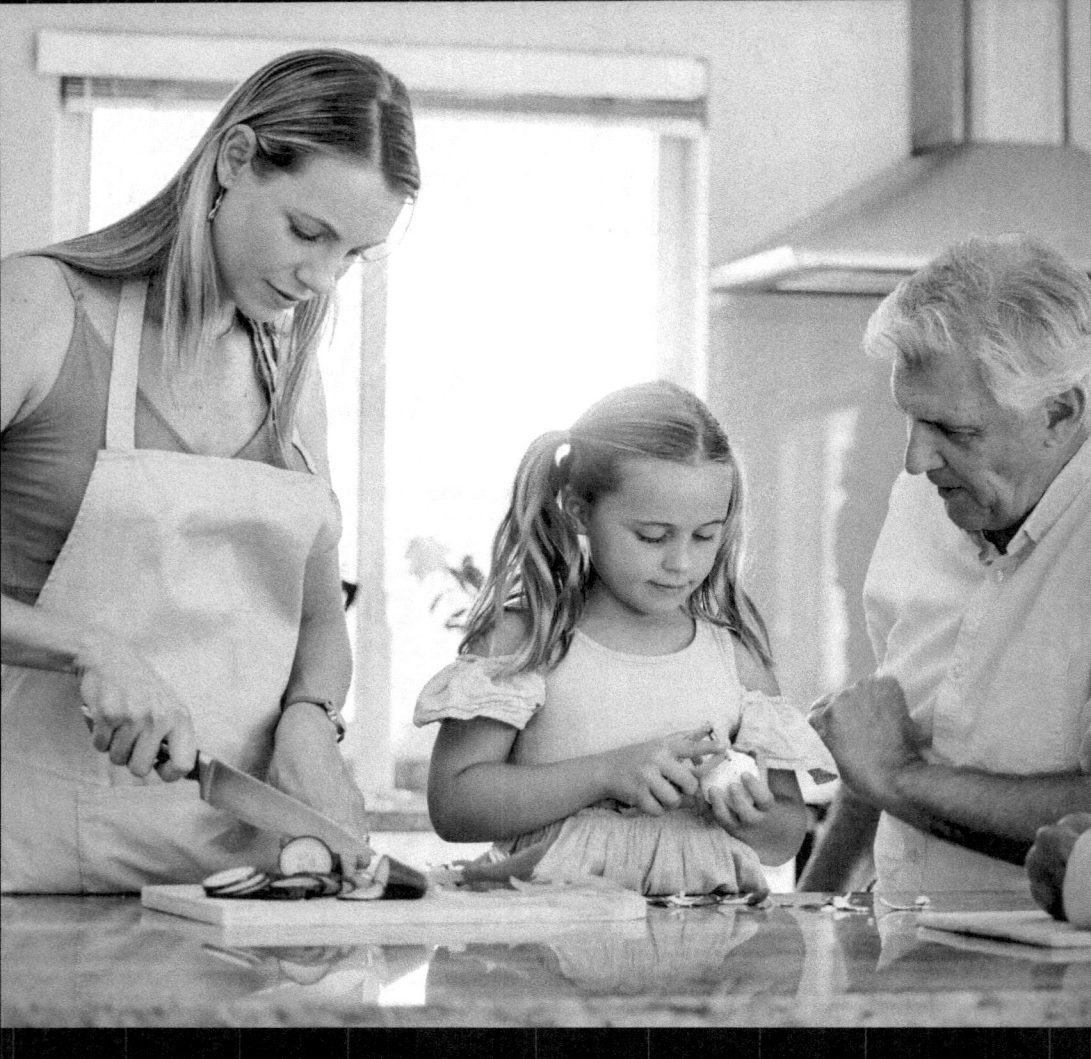

*la fin du*
**DIABÈTE
SUCRÉ**

CHAPITRE 10

# RECETTES ET PROCÉDURES

je n'ai plus de compli cations

#jenaiplusdecomplications

@dr.aldenquesada

# THÉ *normoglycémique*

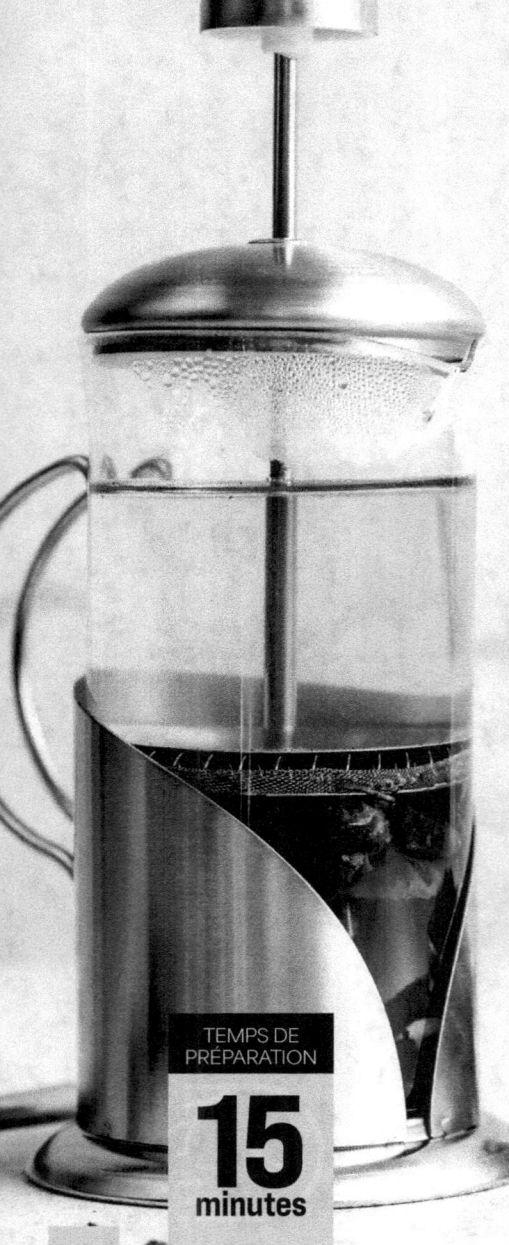

## INGRÉDIENTS

- [ ] **Eau :** 1½ litre (1500 ml)
- [ ] **Curcuma :** râpé ou en poudre
- [ ] **Gingembre :** râpé ou en poudre
- [ ] **Romarin :** 2 cuillères à soupe de feuilles séchées
- [ ] **Cannelle :** 1 bâton ou 1 cuillère à soupe en poudre
- [ ] **Goyave :** 10 g de feuilles séchées
- [ ] **Bauhinia forficata (Pata de Vaca) :** 2 cuillères à soupe de feuilles séchées
- [ ] **Citron :** jus d'une (1) unité

## MÉTHODE DE PRÉPARATION

1. Mettez l'eau sur le feu avec le bâton de cannelle, le gingembre et le curcuma.
2. Portez l'eau à ébullition pendant 1 minute, puis ajoutez les feuilles de romarin, de goyave et de pata de vaca. Éteignez le feu et, à couvert, laissez infuser pendant 5 à 10 minutes.
3. Filtrez le thé et ajoutez le jus d'un citron lorsque le thé est tiède (jamais chaud).

**TEMPS DE PRÉPARATION : 15 minutes**

### HEURES RECOMMANDÉES

- **07h00.** Prenez une tasse à jeun.
- **11h30.** Prenez une tasse 30 minutes avant le déjeuner.
- **14h00.** Prenez une tasse 2 heures après le déjeuner.
- **19h30.** Prenez une tasse 30 minutes avant le dîner.
- **21h00.** Prenez une tasse 2 heures après le dîner.

Vous devriez boire 1 ½ litre par jour de ce thé normoglycémique. Je vous suggère donc de l'emporter au travail dans un thermos et de le boire comme de l'eau normale, toujours 30 minutes avant et 2 heures après les principaux repas de la journée.

### REMARQUES IMPORTANTES

1. Si vous êtes allergique au romarin, à la cannelle, au pata de vaca ou à tout autre produit indiqué pour la préparation du thé, n'achetez pas ou n'utilisez pas ces produits, mais ne cessez pas de préparer le thé avec les autres ingrédients.

2. En plus d'être utilisé comme thé, le romarin peut être utilisé comme herbe aromatique pour assaisonner les aliments.

### LE ROMARIN EST DÉCONSEILLÉ :

- Aux personnes hypersensibles ou allergiques à ses composants.
- Aux enfants de moins de 12 ans, aux femmes enceintes ou allaitantes.
- Aux personnes allergiques à l'aspirine, car l'épice contient du salicylate, un composant similaire à ce médicament.
- Aux personnes souffrant de maladies du foie ou de la vésicule biliaire. Dans ce dernier cas, le thé peut en effet aggraver la maladie et en augmenter les symptômes.
- Enfin, si vous souffrez de troubles convulsifs, le thé est également déconseillé.

### LA CANNELLE N'EST PAS RECOMMANDÉE POUR :

- Les personnes allergiques à ses composants.
- Ne doit pas être utilisé par les enfants de moins de 12 ans, les femmes enceintes ou allaitantes.
- Les personnes souffrant d'hypertension artérielle car elle peut augmenter la pression chez les patients sensibles aux composants de la cannelle.

### BAUHINIA FORFICATA N'EST PAS RECOMMANDÉ POUR :

- Les personnes allergiques à ses composants.
- Ne doit pas être utilisé par les enfants de moins de 12 ans, les femmes enceintes ou allaitantes.

#jenaiplusdecomplications

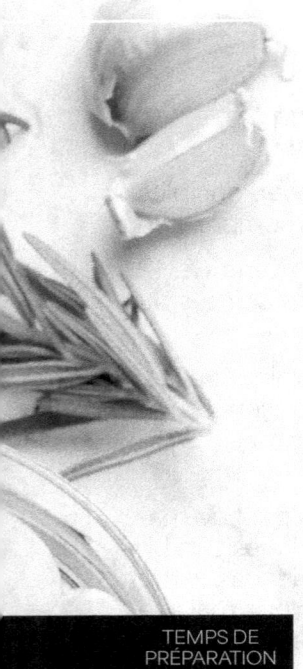

# Manger de *L'AIL* *à Jeun*

Si l'ail est un ingrédient de base de nos repas, il est prouvé que pour profiter de ses propriétés santé, le mieux est de le consommer cru et à jeun.

L'ail cru garantit un apport plus élevé en allicine, le principal composé organosulfuré auquel on attribue des propriétés médicinales.

Il a été observé que la concentration d'allicine diminue de manière significative pendant la cuisson et augmente lorsque l'ail est coupé ou écrasé.

**TEMPS DE PRÉPARATION**

**10 minutes**

 **COMMENT CONSOMMER L'AIL**

En petites tranches, finement coupées, qui peuvent facilement passer dans la gorge sans causer d'inconfort.

**Remarque importante :** La consommation de la gousse d'ail entière, sans la couper, n'aura que peu d'effets bénéfiques sur la santé.

 **HEURE RECOMMANDÉE**

- **07h00.** Toujours à jeun, accompagné de quelques gorgées de thé normoglycémique.

 **MÉTHODE DE PRÉPARATION**

1. Choisissez une gousse d'ail de taille moyenne.
2. Assurez-vous que l'ail est frais. Une gousse d'ail trop vieille peut ne pas contenir la quantité nécessaire de composés bénéfiques.
3. Épluchez et coupez l'ail en très petits cubes.
4. Laissez-le reposer pendant 1 à 3 minutes avant de le consommer.

## AVANTAGES DE L'AIL

- **Perte de poids :** Il a des propriétés thermogéniques qui peuvent accélérer le métabolisme et la perte de poids.

- **Propriétés antibactériennes :** Il a des actions antibactériennes et antivirales qui aident à prévenir et à traiter les infections.

- **Réduction de la tension artérielle :** Certaines études suggèrent que l'ail peut aider à réduire la tension artérielle, en particulier chez les personnes qui souffrent de cette maladie.

- **Amélioration du profil lipidique :** L'ail contribue à réduire le taux de cholestérol LDL (mauvais cholestérol) et à augmenter légèrement le taux de cholestérol HDL (bon cholestérol).

- **Propriétés antioxydantes :** Contient des antioxydants qui aident à protéger les cellules contre les dommages causés par les radicaux libres.

- **Prévention des maladies cardiaques :** Certaines études suggèrent que la consommation fréquente d'ail peut contribuer à réduire la formation de caillots et l'artériosclérose.

- **Renforce le système immunitaire :** La consommation régulière d'ail renforce le système immunitaire et aide à combattre les infections.

- **Réduction du risque de certains types de cancer :** La consommation régulière d'ail est également associée à une diminution du risque de développer certains types de cancer.

- **Prévient l'ostéoporose :** Certaines études ont suggéré que l'ail pourrait être bénéfique pour la santé des os et prévenir l'ostéoporose.

- **Stimule les fonctions cognitives :** Les antioxydants présents dans l'ail aident à prévenir les maladies neurodégénératives.

## REMARQUES IMPORTANTES

1. Si vous avez une allergie connue à l'ail, ne le consommez pas.

2. La consommation de grandes quantités d'ail à jeun peut provoquer des irritations de l'estomac. Limitez la quantité à une gousse d'ail de taille moyenne pour éviter d'éventuels effets secondaires.

3. Vous devez ingérer l'ail sans le mâcher, c'est-à-dire l'avaler en buvant des gorgées de thé normoglycémique, d'où l'importance de le couper en très petits cubes.

# ALOE VERA
## *à Jeun*

L'aloe vera, également connu sous le nom de Sábila, est l'une des plantes médicinales les plus connues au monde et peut être consommé de différentes manières.

Il est possible d'ingérer cette plante sous forme de jus, de thés ou même de petits morceaux -capsules-.

### ÉTAPES DE PRÉPARATION DES "CRISTAUX"

1. Coupez une feuille d'Aloe Vera à la base à l'aide d'un couteau.
2. Coupez les bords latéraux de la feuille qui contiennent de petites épines.
3. Lavez soigneusement les feuilles avec beaucoup d'eau.
4. Enlevez la peau de la feuille et jetez-la.
5. Enlevez la couche jaune sous la peau (elle est irritante et très amère).
6. Lavez à nouveau avec beaucoup d'eau, jusqu'à ce que tout le liquide gélatineux soit enlevé et qu'il ne reste que les cristaux, c'est-à-dire la substance gélatineuse et transparente à l'intérieur de l'Aloe Vera, la substance gélatineuse et transparente à l'intérieur des feuilles.
7. Coupez les cristaux en petits carrés de la taille d'une gélule et placez-les au réfrigérateur (vous pouvez utiliser des bacs à glaçons).

### COMMENT CONSOMMER ALOE VERA

En petites "gélules", qui peuvent facilement passer dans la gorge sans causer d'inconfort.

### HEURE RECOMMANDÉE

- **07h00.** Toujours à jeun, accompagné de quelques gorgées de thé normoglycémique.

**TEMPS DE PRÉPARATION**
**10 minutes**

## AVANTAGES DE L'ALOE VERA

- **Propriétés antioxydantes :** contient des substances antioxydantes qui aident à protéger les cellules du corps contre le stress oxydatif et le vieillissement prématuré.

- **Renforcement du système immunitaire :** certains composants de l'Aloe Vera ont un effet stimulant sur le système immunitaire, aidant à renforcer les défenses de l'organisme.

- **Anti-inflammatoire naturel :** ses propriétés anti-inflammatoires aident à réduire l'inflammation dans diverses parties du corps.

- **Hydratation de la peau :** connu pour sa capacité à hydrater la peau, ce qui l'aide à rester douce et souple.

- **Cicatrisation des plaies :** Le gel d'aloe vera accélère le processus de cicatrisation des plaies, des coups de soleil et des coupures grâce à ses propriétés anti-inflammatoires et régénératrices.

- **Stimule la digestion :** La consommation de jus d'aloe vera contribue à améliorer les problèmes digestifs et à favoriser la régularité intestinale.

- **Traitement des affections cutanées :** est bénéfique en cas d'affections cutanées telles que l'eczéma, le psoriasis et l'acné, grâce à ses propriétés anti-inflammatoires et antimicrobiennes.

- **Favorise la croissance des cheveux :** s'est avéré efficace pour améliorer la santé du cuir chevelu et stimuler la croissance des cheveux.

## REMARQUES IMPORTANTES

1. Si vous avez une allergie connue à l'Aloe Vera, ne le consommez pas.
2. Si vous avez un degré ou une suspicion d'insuffisance rénale, ne consommez pas d'Aloe Vera.
3. Consommez de l'Aloe Vera pendant 30 jours.
4. La consommation de grandes quantités d'Aloe Vera sur un estomac vide peut provoquer des troubles gastriques. Limitez la quantité à deux gélules pour éviter d'éventuels effets secondaires.
5. Vous devez ingérer les gélules d'Aloe Vera sans les mâcher, accompagnées de gorgées de thé normoglycémique, c'est pourquoi les gélules ne doivent pas être trop grosses.

#jenaiplusdecomplications

## *petit* DÉJEUNER

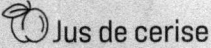 Jus de cerise    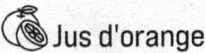 Jus d'orange    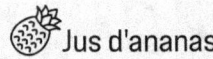 Jus d'ananas

## JUS DE *cerise*

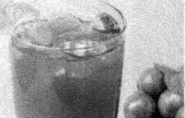

### Ingrédients

- **Cerises :** 2 tasses
- **Pomme :** 1 unité
- **Gingembre :** au goût (râpé ou en poudre)
- **Curcuma :** au goût (râpé ou en poudre)
- **Eau :** 250 ml

### REMARQUES IMPORTANTES

1. Si vous êtes allergique à l'un des composants proposés dans la recette, ne l'ajoutez tout simplement pas à la préparation.
2. Vous pouvez boire deux grands verres de n'importe lequel des jus jusqu'à ce que vous vous sentiez satisfait, car ils sont de puissants agents anti-inflammatoires et apportent des vitamines et des minéraux.
3. Tous les ingrédients doivent être "à votre goût", sans forcer les doses.

###  MÉTHODE DE PRÉPARATION

1. Lavez soigneusement les cerises et les pommes avec beaucoup d'eau.
2. Dans un mixeur, placez les cerises, les pommes, l'eau, le gingembre et le curcuma, et mixez le tout jusqu'à o'btention d'un mélange homogène.
3. Si vous le souhaitez, passez le jus dans une passoire à mailles moyennes, en pressant pour en extraire le liquide et en jetant les solides.
4. Vous pouvez ajouter un (1) glaçon pour refroidir légèrement le jus.
5. Consommez sans attendre.

###  TEMPS RECOMMANDÉ

- 08h00 - 08h30

### TEMPS DE PRÉPARATION

**10 minutes**

## JUS d'orange

### Ingrédients

- **Oranges :** 2 unités
- **Cerises :** 2 tasses
- **Gingembre :** au goût (râpé ou en poudre)
- **Curcuma :** au goût (râpé ou en poudre)

### MÉTHODE DE PRÉPARATION

1. Lavez soigneusement les oranges et les cerises avec beaucoup d'eau.
2. Coupez les oranges en deux et pressez-les.
3. Récupérez le jus dans un récipient propre, y compris la pulpe, et jetez les pépins.
4. Passez les cerises au mixeur avec le curcuma et le gingembre et, une fois le tout mixé, versez le jus d'orange dans un récipient en verre de préférence.
5. Vous pouvez ajouter un (1) glaçon pour refroidir légèrement le jus.
6. Consommez immédiatement.

## JUS d'ananas

### Ingrédients

- **Ananas :** quantité selon le goût
- **Cerises :** 2 tasses
- **Gingembre :** selon le goût (râpé ou en poudre)
- **Curcuma :** selon le goût (râpé ou en poudre)
- **Eau :** 250 ml

### MÉTHODE DE PRÉPARATION

1. Lavez soigneusement les cerises avec beaucoup d'eau.
2. Dans un mixeur, placez les tranches d'ananas avec l'eau, les cerises, le gingembre et le curcuma, et mixez le tout jusqu'à obtention d'un mélange homogène.
3. Si vous le souhaitez, filtrez à travers une passoire à mailles moyennes, en pressant pour extraire le liquide et en jetant les solides.
4. Vous pouvez ajouter un glaçon pour refroidir légèrement le jus.
5. Consommez immédiatement.

#jenaiplusdecomplications

## LA FIN DU DIABÈTE SUCRÉ

# *jus de* CONCOMBRE

### Ingrédients

- **Concombre :** 1 unité.
- **Margose (Momordica charantia) :** 1 unité.
- **Chayote :** ½ unité.
- **Cerises :** ½ tasse.
- **Citron :** jus d'un (1) citron (facultatif).
- **Eau :** 250 ml.

### TEMPS RECOMMANDÉ

- 10h00 - 10h30
- 16h00 - 16h30

Vous pouvez préparer ce jus normoglycémique à l'avance, l'emporter au travail dans un thermos et en boire un ou deux verres dès que vous avez faim.

##  MÉTHODE DE PRÉPARATION

1. Lavez soigneusement tous les ingrédients.
2. Si vous le souhaitez, épluchez le concombre et la chayotte.
3. Coupez les extrémités du melon amer, coupez-le en deux, puis retirez les graines à l'aide d'une cuillère et jetez-les. Enfin, coupez-le en petits morceaux.
4. Placez tous les ingrédients dans un mixeur et mixez jusqu'à ce que le mélange soit homogène.
5. Ajoutez un glaçon à la fin pour pouvoir le consommer à une température agréable, jamais froid.

## TEMPS DE PRÉPARATION

**10 minutes**

### REMARQUES IMPORTANTES

1. Si vous êtes allergique à l'un des composants proposés dans la recette, ne l'ajoutez tout simplement pas à la préparation.
2. Tous les ingrédients doivent être "à votre goût", sans forcer les doses.
3. Je suggère de boire le jus avec une paille, en prenant une gorgée toutes les 30 secondes, afin qu'il ne soit pas désagréable.
4. Si vous avez une restriction sur l'apport quotidien de liquide en raison d'une condition telle que l'insuffisance cardiaque ou rénale, vous ne devez préparer que la quantité de jus recommandée par votre médecin.

# Coup immunostimulant

## Ingrédients

- **Vinaigre de cidre de pomme :** 1 cuillère à café
- **Própolis :** 5 gouttes
- **Citron :** jus d'une unité
- **Eau minérale :** 250 ml

###  MÉTHODE DE PRÉPARATION

1. Dans un verre de 300 ml, mettez 1 cuillère à café de vinaigre de cidre de pomme.
2. Ajoutez l'eau minérale.
3. Ajoutez 5 gouttes de propolis.
4. Ajoutez le jus d'un citron.

### TEMPS DE PRÉPARATION

**01 minute**

# RECETTES ET PROCÉDURES

### TEMPS RECOMMANDÉ

- Boire 10 minutes avant le déjeuner et le dîner pendant 30 jours.

### COMMENT COMMENCER LA PRISE

- **1er jour :** préparez seulement ½ cuillère à café de vinaigre de cidre de pomme et de propolis dans un verre d'eau.

- **2ème jour :** préparez seulement ½ cuillère à café de vinaigre de cidre de pomme et de propolis dans un verre d'eau.

- **3ème jour :** préparez 1 cuillère à café de vinaigre de cidre de pomme et de propolis dans un verre d'eau.

### COMMENT CONSOMMER LE SHOT

- Buvez avec une paille et lentement, 1 gorgée toutes les 1 minutes jusqu'à ce que le verre soit entièrement consommé.

Il est important de tenir compte de ces contre-indications et effets secondaires avant d'intégrer le vinaigre de cidre de pomme à votre régime alimentaire. En cas de doute, il est conseillé de consulter un professionnel de la santé.

### REMARQUES IMPORTANTES

1. Si vous êtes allergique ou si vous avez une réaction indésirable au vinaigre de cidre de pomme ou à la propolis, ne les incluez pas dans le vaccin.

2. Diluez toujours le vinaigre de cidre de pomme dans un verre d'eau. Le boire pur peut endommager la gorge et user l'émail dentaire.

3. Vous pouvez ajouter une pincée de cannelle pour atténuer le goût acide du vinaigre et, si vous ne l'aimez pas, ne préparer la dose qu'avec de la propolis, du citron et de l'eau minérale.

4. Une consommation excessive de vinaigre de cidre de pomme peut provoquer des troubles gastro-intestinaux, tels que des douleurs abdominales, des nausées, des vomissements et des diarrhées.

5. Vous pouvez ressentir une sensation de brûlure dans la gorge en raison de l'acidité du vinaigre de cidre de pomme.

6. Utilisez du vinaigre de cidre de pomme non pasteurisé plutôt que des produits filtrés. Le produit non pasteurisé contient des probiotiques qui facilitent la digestion.

#jenaiplusdecomplications

# riz brun aux POIS CHICHES

## Ingrédients

- **Riz complet** : 2 tasses
- **Pois chiches** : ½ tasse
- **Oignon** : 1 unité, finement haché
- **Ail** : 2 gousses, finement haché
- **Poivre vert (ou rouge)** : ½ unité
- **Ora pro nobis (Pereskia aculeata)** : 5 feuilles
- **Eau** : 3 ½ - 4 tasses
- **Sel de mer (ou gros sel non raffiné)** : 2 pincées

**TEMPS DE PRÉPARATION : 60 minutes**

## MÉTHODE DE PRÉPARATION

1. Lavez et faites tremper les pois chiches pendant quelques heures ou toute une nuit.

2. Faites cuire les pois chiches avant de faire cuire le riz complet, comme suit :

- Placez les pois chiches dans un autocuiseur.
- Ajoutez suffisamment d'eau pour couvrir la couche de pois chiches.
- Portez lentement à ébullition et couvrez la marmite après 10-15 minutes (ne mettez pas le couvercle sur la marmite au début).
- Laissez cuire à feu doux pendant 1 heure ou plus, jusqu'à ce que les pois chiches soient cuits à 75 %.
- Au fur et à mesure que les pois chiches grossissent et que l'eau s'évapore, ajoutez doucement de l'eau, en la laissant couler le long des parois de la marmite pour maintenir

le niveau de liquide jusqu'à ce que les pois chiches ramollissent.

**3.** Laissez les pois chiches refroidir.

**4.** Ajoutez le riz complet aux pois chiches avec son eau de cuisson, le sel de mer et les autres ingrédients dans l'autocuiseur et mélangez-les.

**5.** L'eau de cuisson des pois chiches compte dans le total de l'eau de la recette.

**6.** Faites cuire sous pression pendant 40 à 50 minutes.

**7.** Lorsque le riz complet est cuit, retirez la cocotte du feu et laissez la pression se relâcher naturellement (environ 5 minutes).

**8.** Retirez le couvercle de l'autocuiseur et laissez le riz complet aux pois chiches reposer pendant quelques minutes afin que les grains ne collent pas au fond de la cocotte.

**9.** Servez le riz complet aux pois chiches dans un plat, si possible à l'aide d'un ustensile de service en bois.

**10.** Garnissez le riz complet aux pois chiches en ajoutant des carottes, du brocoli et du persil selon votre goût.

**11.** N'oubliez pas de saupoudrer le riz complet, les salades de légumes, les soupes, etc. de graines de lin, de chia et de sésame (de préférence en poudre).

## REMARQUES IMPORTANTES

**1.** Si vous êtes allergique à l'un des composants proposés dans la recette, ne l'ajoutez tout simplement pas à la préparation.

**2.** Vous pouvez manger autant que vous le souhaitez jusqu'à ce que vous vous sentiez rassasié.

**3.** Faire tremper le riz complet pendant quelques heures, ou toute une nuit, peut le rendre plus digeste.

**4.** Chaque tasse de riz complet cru donne en moyenne 3 tasses de riz cuit.

**5.** Les restes de riz complet cuit peuvent être conservés hors du réfrigérateur pendant 24 heures dans un bol en bois, recouvert d'une natte en bambou ou d'une serviette en coton. Toutefois, si l'environnement est très humide ou chaud, conservez-le au réfrigérateur dans un récipient hermétique.

**6.** Réchauffez le riz complet à l'aide d'un cuit-vapeur ou placez-le dans une casserole, ajoutez un peu d'eau, couvrez et faites chauffer pendant quelques minutes.

**7.** Consultez toujours, absolument toujours, votre médecin avant de consommer tout nouveau produit, en particulier si vous êtes enceinte, si vous allaitez ou si vous souffrez d'une quelconque maladie.

# riz brun aux LENTILLES

## Ingrédients

- **Riz complet :** 2 tasses
- **Lentilles :** ½ tasse
- **Oignon :** 1 unité, finement haché
- **Ail :** 2 gousses, finement hachées
- **Poivre vert (ou rouge) :** ½ unité
- **Ora pro nobis (Pereskia aculeata) :** 5 feuilles
- **Eau :** 3 ½ - 4 tasses
- **Sel de mer (ou gros sel non raffiné) :** 2 pincées

## Méthode de préparation

1. Lavez et faites tremper les lentilles pendant quelques heures ou toute une nuit.

2. Faites cuire les lentilles avant de faire cuire le riz complet, comme suit :

- Placez les lentilles dans un autocuiseur.
- Ajoutez suffisamment d'eau pour couvrir la couche de lentilles.
- Portez lentement à ébullition et couvrez la marmite après 10-15 minutes (ne mettez pas le couvercle sur la marmite au début).
- Laissez cuire à feu doux pendant 1 heure ou plus, jusqu'à ce que les lentilles soient cuites à 75 %.
- Au fur et à mesure que les lentilles gonflent et que l'eau s'évapore, ajoutez doucement de l'eau, en la laissant couler le long des parois de la marmite pour maintenir le niveau de liquide jusqu'à ce que les lentilles ramollissent.

**TEMPS DE PRÉPARATION : 60 minutes**

# RECETTES ET PROCÉDURES

**3.** Laissez refroidir les lentilles.

**4.** Ajoutez le riz complet aux lentilles avec son eau de cuisson, le sel marin et les autres ingrédients dans l'autocuiseur et mélangez-les.

**5.** L'eau de cuisson des lentilles compte dans le total de l'eau de la recette.

**6.** Faites cuire sous pression pendant 40 à 50 minutes.

**7.** Lorsque le riz complet est cuit, retirez la marmite du feu et laissez la pression se relâcher naturellement (environ 5 minutes).

**8.** Retirez le couvercle de l'autocuiseur et laissez reposer le riz complet pendant quelques minutes afin que les grains ne collent pas au fond de la casserole.

**9.** Servez le riz complet aux lentilles dans un plat, si possible à l'aide d'un ustensile de service en bois.

**10.** Garnissez le riz complet aux lentilles en ajoutant des carottes, du brocoli et du persil selon votre goût.

**11.** N'oubliez pas de saupoudrer les graines de lin, de chia et de sésame (de préférence en poudre) sur le riz complet, les salades de légumes, les soupes, etc.

## REMARQUES IMPORTANTES

**1.** Si vous êtes allergique à l'un des composants proposés dans la recette, ne l'ajoutez tout simplement pas à la préparation.

**2.** Vous pouvez manger autant que vous le souhaitez jusqu'à ce que vous vous sentiez rassasié.

**3.** Faire tremper le riz complet pendant quelques heures, ou toute une nuit, peut le rendre plus digeste.

**4.** Chaque tasse de riz complet cru donne en moyenne 3 tasses de riz cuit.

**5.** Les restes de riz complet cuit peuvent être conservés hors du réfrigérateur pendant 24 heures dans un bol en bois, recouvert d'une natte en bambou ou d'une serviette en coton. Toutefois, si l'environnement est très humide ou chaud, conservez-le au réfrigérateur dans un récipient hermétique.

**6.** Réchauffez le riz complet à l'aide d'un cuit-vapeur ou placez-le dans une casserole, ajoutez un peu d'eau, couvrez et faites chauffer pendant quelques minutes.

**7.** Consultez toujours, absolument toujours, votre médecin avant de consommer tout nouveau produit, en particulier si vous êtes enceinte, si vous allaitez ou si vous souffrez d'une quelconque maladie.

#jenaiplusdecomplications

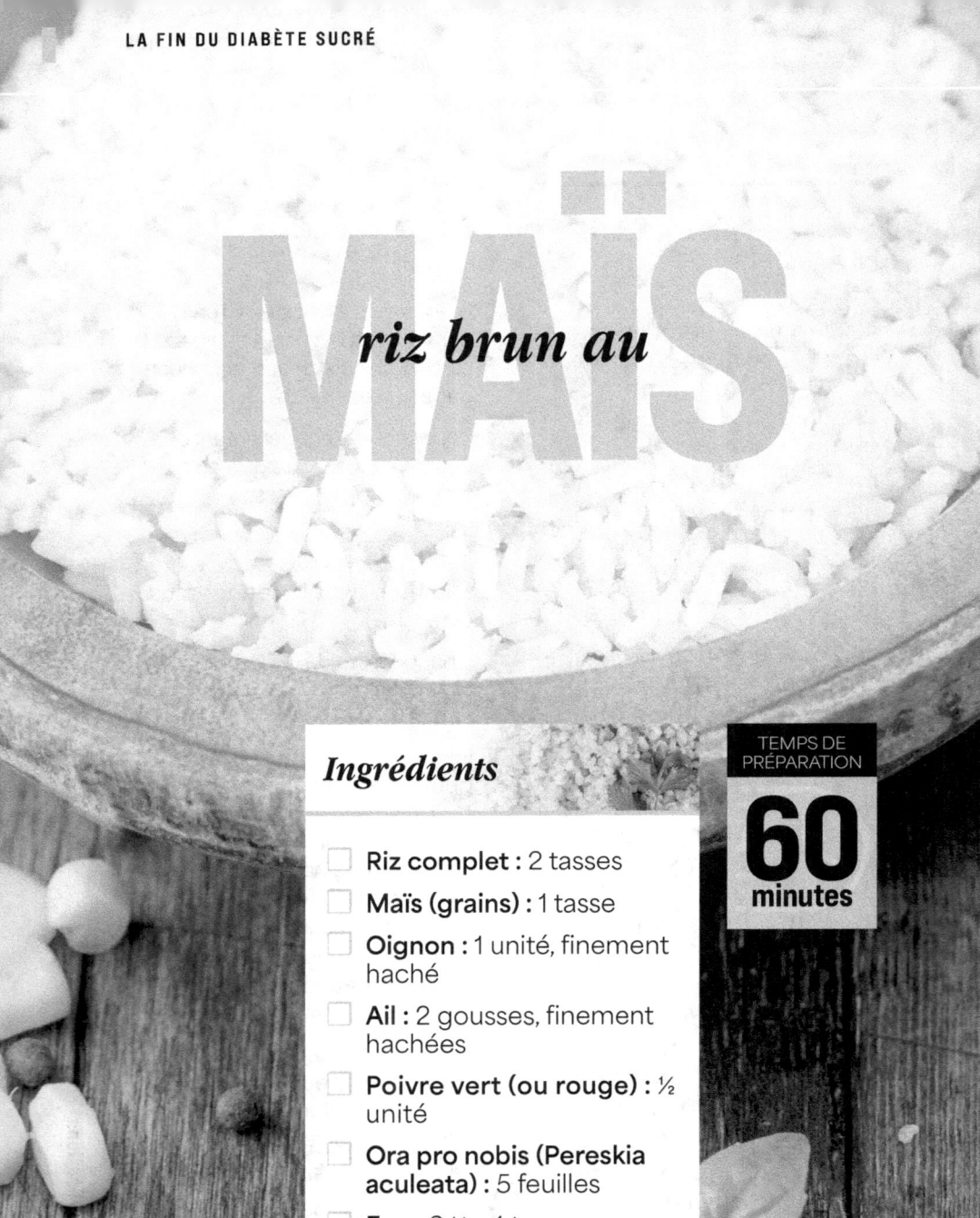

# MAÏS
## *riz brun au*

### Ingrédients

- **Riz complet :** 2 tasses
- **Maïs (grains) :** 1 tasse
- **Oignon :** 1 unité, finement haché
- **Ail :** 2 gousses, finement hachées
- **Poivre vert (ou rouge) :** ½ unité
- **Ora pro nobis (Pereskia aculeata) :** 5 feuilles
- **Eau :** 3 ½ - 4 tasses
- **Sel de mer (ou gros sel non raffiné) :** 2 pincées

**TEMPS DE PRÉPARATION : 60 minutes**

## MÉTHODE DE PRÉPARATION

1. Lavez soigneusement les grains et le riz complet et placez-les dans un autocuiseur.
2. Mettez la cocotte sur le feu et lorsque l'eau est chaude, ajoutez le sel marin avec les autres ingrédients et mélangez-les.
3. Placez le couvercle et faites monter la pression.
4. Faites cuire pendant environ 45-50 minutes.
5. Retirez le couvercle de l'autocuiseur et laissez reposer le riz complet pendant quelques minutes afin que les grains ne collent pas au fond de la cocotte.
6. Servez le riz complet au maïs dans un plat, si possible à l'aide d'un ustensile de service en bois.
7. Servez dans une assiette et décorez la présentation du riz complet au maïs en ajoutant des carottes, du brocoli et du persil selon votre goût.
8. N'oubliez pas de saupoudrer le riz complet, les salades de légumes, les soupes, etc. de graines de lin, de chia et de sésame (de préférence sous forme de poudre).

## REMARQUES IMPORTANTES

1. Si vous êtes allergique à l'un des composants proposés dans la recette, ne l'ajoutez tout simplement pas à la préparation.
2. Vous pouvez manger autant que vous le souhaitez jusqu'à ce que vous vous sentiez rassasié.
3. Faire tremper le riz complet pendant quelques heures, ou toute une nuit, peut le rendre plus digeste.
4. Chaque tasse de riz complet cru donne en moyenne 3 tasses de riz cuit.
5. Les restes de riz complet cuit peuvent être conservés hors du réfrigérateur pendant 24 heures dans un bol en bois, recouvert d'une natte en bambou ou d'une serviette en coton. Toutefois, si l'environnement est très humide ou chaud, conservez-le au réfrigérateur dans un récipient hermétique.
6. Réchauffez le riz complet à l'aide d'un cuit-vapeur ou placez-le dans une casserole, ajoutez un peu d'eau, couvrez et faites chauffer pendant quelques minutes.
7. Consultez toujours, absolument toujours, votre médecin avant de consommer tout nouveau produit, en particulier si vous êtes enceinte, si vous allaitez ou si vous souffrez d'une quelconque maladie.

#jenaiplusdecomplications

## riz brun au QUINOA

### Ingrédients

- [ ] **Riz complet** : 2 tasses
- [ ] **Quinoa** : 1 tasse
- [ ] **Oignon** : 1 unité, finement haché
- [ ] **Ail** : 2 gousses, finement hachées
- [ ] **Poivre vert (ou rouge)** : ½ unité
- [ ] **Ora pro nobis (Pereskia aculeata)** : 5 feuilles
- [ ] **Eau** : 3 ½ - 4 tasses
- [ ] **Sel de mer (ou gros sel non raffiné)** : 2 pincées

**TEMPS DE PRÉPARATION**

## 60 minutes

# RECETTES ET PROCÉDURES

## MÉTHODE DE PRÉPARATION

1. Lavez soigneusement le riz complet et placez-le dans l'autocuiseur.
2. Mettez la cocotte sur le feu et, lorsque l'eau est chaude, ajoutez le sel marin avec les autres ingrédients et mélangez-les.
3. Placez le couvercle et portez à la pression.
4. Faites cuire pendant environ 45-50 minutes.
5. Retirez le couvercle de l'autocuiseur et laissez reposer le riz complet pendant quelques minutes, afin que les grains ne collent pas au fond de la cocotte.
6. Servez le riz complet au quinoa dans un plat, si possible à l'aide d'un ustensile de service en bois.
7. Servez dans une assiette et décorez la présentation du riz complet au quinoa en ajoutant des carottes, du brocoli et du persil selon votre goût.
8. N'oubliez pas de saupoudrer le riz complet, les salades de légumes, les soupes, etc. de graines de lin, de chia et de sésame (de préférence sous forme de poudre).

## REMARQUES IMPORTANTES

1. Si vous êtes allergique à l'un des composants proposés dans la recette, ne l'ajoutez tout simplement pas à la préparation.
2. Vous pouvez manger autant que vous le souhaitez jusqu'à ce que vous vous sentiez rassasié.
3. Faire tremper le riz complet pendant quelques heures, ou toute une nuit, peut le rendre plus digeste.
4. Chaque tasse de riz complet cru donne en moyenne 3 tasses de riz cuit.
5. Les restes de riz complet cuit peuvent être conservés hors du réfrigérateur pendant 24 heures dans un bol en bois, recouvert d'une natte en bambou ou d'une serviette en coton. Toutefois, si l'environnement est très humide ou chaud, conservez-le au réfrigérateur dans un récipient hermétique.
6. Réchauffez le riz complet à l'aide d'un cuit-vapeur ou placez-le dans une casserole, ajoutez un peu d'eau, couvrez et faites chauffer pendant quelques minutes.
7. Consultez toujours, absolument toujours, votre médecin avant de consommer tout nouveau produit, en particulier si vous êtes enceinte, si vous allaitez ou si vous souffrez d'une quelconque maladie.

#jenaiplusdecomplications

# riz brun au MILLET *ou* À L'ORGE

## Ingrédients

- ☐ **Riz complet :** 2 tasses
- ☐ **Millet ou orge :** 1 tasse
- ☐ **Oignon :** 1 unité, finement haché
- ☐ **Ail :** 2 gousses, finement hachées
- ☐ **Poivre vert (ou rouge) :** ½ unité
- ☐ **Ora pro nobis (Pereskia aculeata) :** 5 feuilles
- ☐ **Eau :** 3 ½ - 4 tasses
- ☐ **Sel de mer (ou gros sel non raffiné) :** 2 pincées

TEMPS DE PRÉPARATION
**60 minutes**

## RECETTES ET PROCÉDURES

### MÉTHODE DE PRÉPARATION

1. Lavez soigneusement le riz complet et placez-le dans l'autocuiseur.
2. Mettez la cocotte sur le feu et, lorsque l'eau est chaude, ajoutez le sel marin avec les autres ingrédients et mélangez-les.
3. Placez le couvercle et portez à la pression.
4. Faites cuire pendant environ 45-50 minutes.
5. Retirez le couvercle de l'autocuiseur et laissez reposer le riz complet pendant quelques minutes afin que les grains ne collent pas au fond de la cocotte.
6. Servez le riz complet avec du millet dans un plat, si possible à l'aide d'un ustensile de service en bois.
7. Servez dans une assiette et garnissez le riz complet avec du millet ou de l'orge en ajoutant des carottes, du brocoli et du persil selon votre goût.
8. N'oubliez pas de saupoudrer le riz complet, les salades de légumes, les soupes, etc. de graines de lin, de chia et de sésame (de préférence sous forme de poudre).

### REMARQUES IMPORTANTES

1. Si vous êtes allergique à l'un des composants proposés dans la recette, ne l'ajoutez tout simplement pas à la préparation.
2. Vous pouvez manger autant que vous le souhaitez jusqu'à ce que vous vous sentiez rassasié.
3. Faire tremper le riz complet pendant quelques heures, ou toute une nuit, peut le rendre plus digeste.
4. Chaque tasse de riz complet cru donne en moyenne 3 tasses de riz cuit.
5. Les restes de riz complet cuit peuvent être conservés hors du réfrigérateur pendant 24 heures dans un bol en bois, recouvert d'une natte en bambou ou d'une serviette en coton. Toutefois, si l'environnement est très humide ou chaud, conservez-le au réfrigérateur dans un récipient hermétique.
6. Réchauffez le riz complet à l'aide d'un cuit-vapeur ou placez-le dans une casserole, ajoutez un peu d'eau, couvrez et faites chauffer pendant quelques minutes.
7. Consultez toujours, absolument toujours, votre médecin avant de consommer tout nouveau produit, en particulier si vous êtes enceinte, si vous allaitez ou si vous souffrez d'une quelconque maladie.

#jenaiplusdecomplications

LA FIN DU DIABÈTE SUCRÉ

# LÉGUMES
## *cuits à la vapeur*

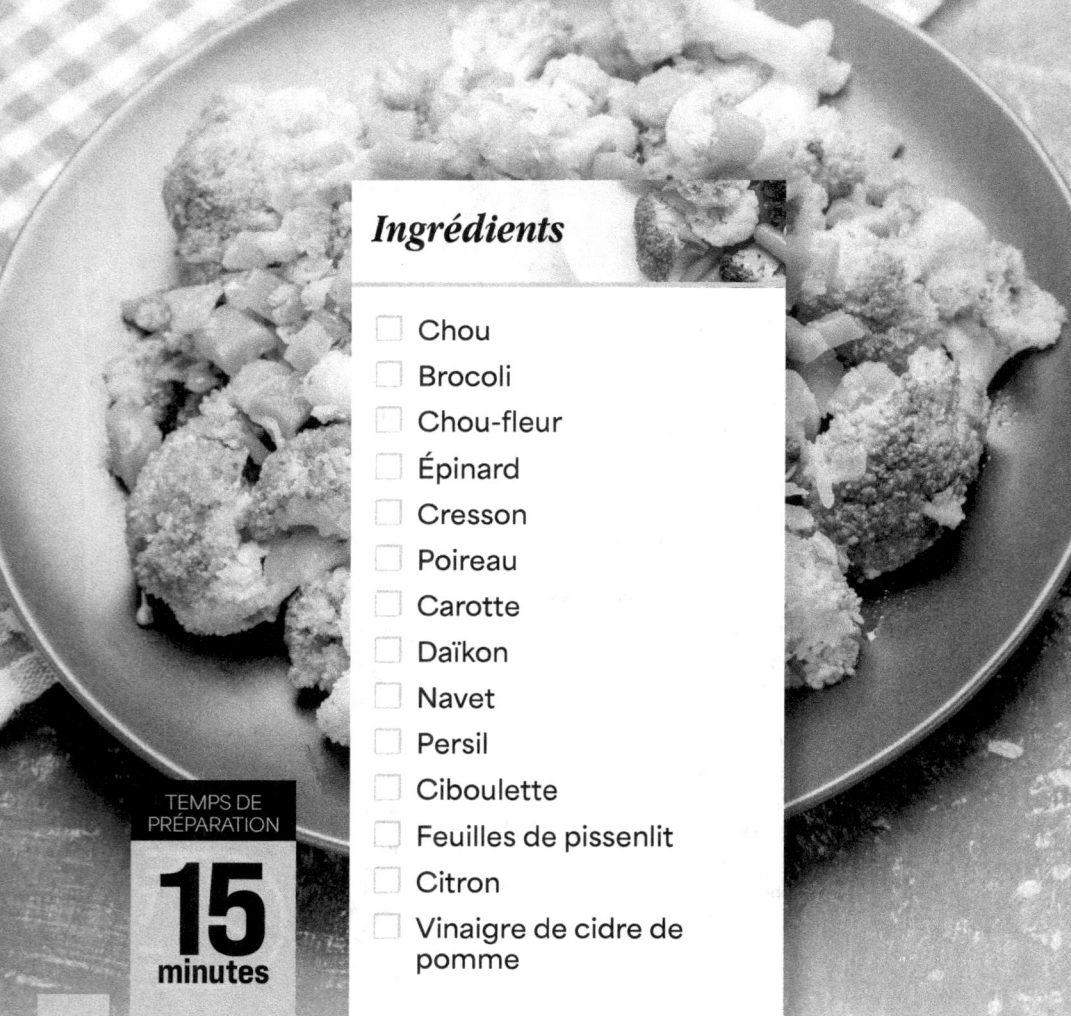

### Ingrédients

- [ ] Chou
- [ ] Brocoli
- [ ] Chou-fleur
- [ ] Épinard
- [ ] Cresson
- [ ] Poireau
- [ ] Carotte
- [ ] Daïkon
- [ ] Navet
- [ ] Persil
- [ ] Ciboulette
- [ ] Feuilles de pissenlit
- [ ] Citron
- [ ] Vinaigre de cidre de pomme

**TEMPS DE PRÉPARATION**

**15 minutes**

##  MÉTHODE DE PRÉPARATION

1. Lavez soigneusement les légumes à grande eau et hachez-les.
2. Placez les légumes dans une petite quantité d'eau, environ ½ pouce, dans un cuit-vapeur.
3. Couvrez et laissez mijoter ou cuire à la vapeur pendant 2-3 minutes, selon la texture des légumes.
4. Placez rapidement dans un bol pour éviter la surcuisson.
5. Assaisonnez avec 2 cuillères à soupe de vinaigre de cidre de pomme, une pincée de sel et le jus d'un citron.

### REMARQUES IMPORTANTES

1. Il n'est pas nécessaire d'acheter tous les légumes ; une combinaison de 4 légumes est déjà optimale.
2. Les légumes doivent avoir une couleur vive et croquante.
3. Attendez que l'eau soit complètement bouillante avant de placer les légumes.
4. Vous pouvez ajouter quelques gouttes de Shoyu à la fin de la cuisson.
5. Lorsque vous faites bouillir l'eau, ne couvrez pas la casserole avec un couvercle, sinon les légumes perdront leur couleur verte vive.
6. Il n'y a aucune restriction quant à la quantité que vous pouvez manger, c'est-à-dire que vous pouvez manger jusqu'à ce que vous vous sentiez satisfait.
7. Il n'est pas recommandé de préparer des concombres et des tomates dans les salades de légumes, car il s'agit de fruits.

## ragoût D'ORGE

### Ingrédients

- **Orge :** 1 tasse
- **Maïs en grains :** 1 tasse
- **Oignon :** 1 unité, finement haché
- **Ail :** 2 gousses, finement haché
- **Poireau :** selon le goût, finement haché
- **Chou :** selon le goût, finement haché
- **Carotte :** 1 unité, tranchée
- **Épinard :** selon le goût
- **Champignon shiitake :** 1 unité, finement haché
- **Poivron vert ou rouge :** ½, finement haché
- **Ora pro nobis (Pereskia aculeata) :** 5 feuilles
- **Shoyu :** au goût
- **Eau :** 5-6 tasses
- **Sel de mer (ou gros sel non raffiné) :** 1 pincée

## MÉTHODE DE PRÉPARATION

1. Lavez soigneusement tous les ingrédients.
2. Disposez les légumes dans la marmite, en commençant par les oignons, puis le maïs et enfin l'orge.
3. Faites cuire doucement jusqu'à ce que l'orge soit cuit (environ 45 minutes).
4. Ajoutez du Shoyu à votre goût vers la fin de la cuisson.
5. Servez dans une assiette et décorez avec de la ciboulette et du persil selon votre goût.
6. N'oubliez pas de saupoudrer les graines de lin, de chia et de sésame (de préférence en poudre) sur le riz complet, les salades de légumes, les soupes, etc.

## TEMPS DE PRÉPARATION

**60 minutes**

### REMARQUES IMPORTANTES

1. Si vous êtes allergique à l'un des composants proposés dans la recette, il suffit de ne pas l'ajouter à la préparation.
2. Vous pouvez manger autant que vous le souhaitez jusqu'à ce que vous vous sentiez rassasié.
3. Consultez toujours, absolument toujours, votre médecin avant de consommer tout nouveau produit, en particulier si vous êtes enceinte, si vous allaitez ou si vous souffrez d'une quelconque maladie.

# soupe de LENTILLES

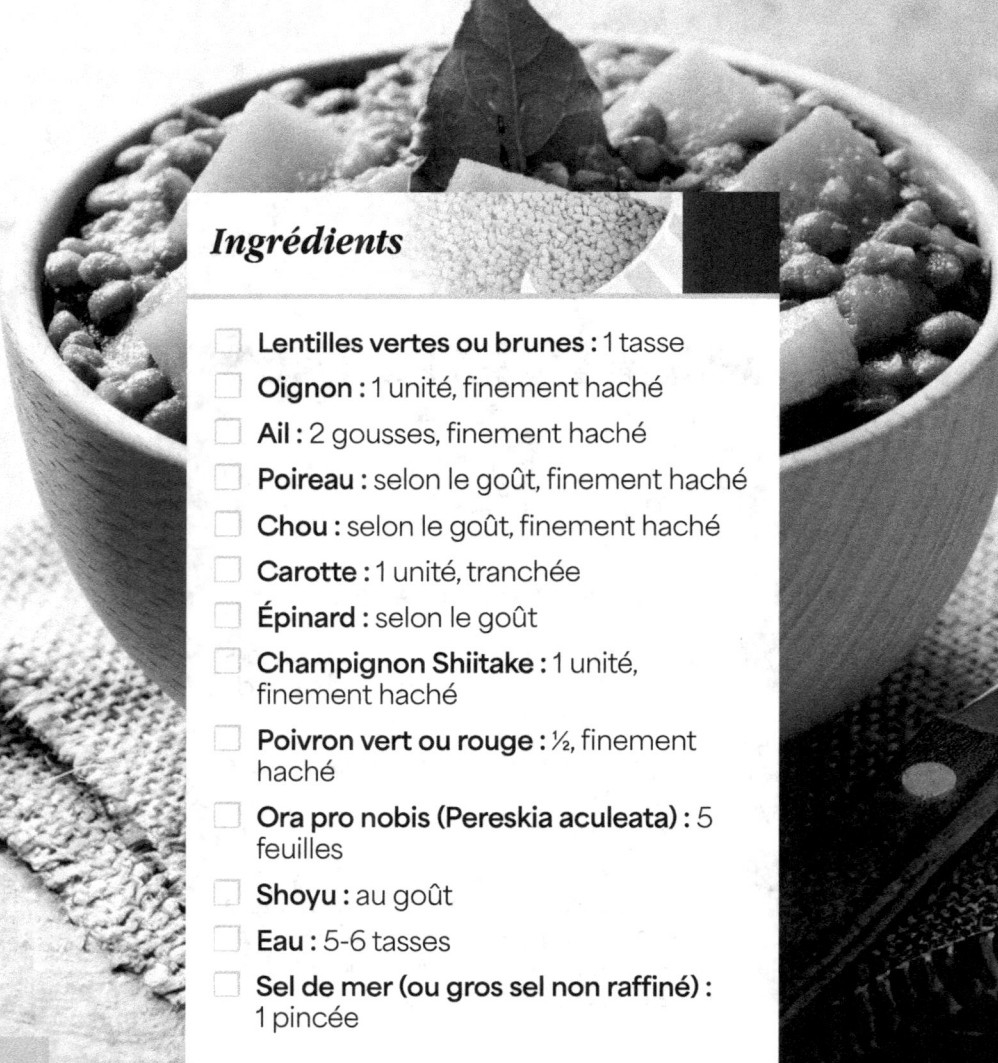

## Ingrédients

- ☐ **Lentilles vertes ou brunes :** 1 tasse
- ☐ **Oignon :** 1 unité, finement haché
- ☐ **Ail :** 2 gousses, finement haché
- ☐ **Poireau :** selon le goût, finement haché
- ☐ **Chou :** selon le goût, finement haché
- ☐ **Carotte :** 1 unité, tranchée
- ☐ **Épinard :** selon le goût
- ☐ **Champignon Shiitake :** 1 unité, finement haché
- ☐ **Poivron vert ou rouge :** ½, finement haché
- ☐ **Ora pro nobis (Pereskia aculeata) :** 5 feuilles
- ☐ **Shoyu :** au goût
- ☐ **Eau :** 5-6 tasses
- ☐ **Sel de mer (ou gros sel non raffiné) :** 1 pincée

RECETTES ET PROCÉDURES

 **MÉTHODE DE PRÉPARATION**

*1.* Lavez soigneusement tous les ingrédients.

*2.* Placez les oignons hachés en une couche au fond de la casserole, suivis des carottes, puis des lentilles.

*3.* Ajoutez l'eau et une pincée de sel marin.

*4.* Portez à ébullition, puis réduisez à feu doux, couvrez et laissez cuire pendant 45 minutes.

*5.* Ajoutez le persil, le reste du sel de mer et laissez mijoter encore 10 à 15 minutes ou jusqu'à ce que les lentilles soient cuites.

*6.* Pour donner du goût, vous pouvez ajouter un peu de Shoyu en fin de cuisson.

*7.* Servez dans une assiette et décorez avec de la ciboulette et du persil selon votre goût.

*8.* N'oubliez pas de saupoudrer des graines de lin, de chia et de sésame (de préférence en poudre) sur le riz complet, les salades de légumes, les soupes, etc.

**TEMPS DE PRÉPARATION**

**60 minutes**

**REMARQUES IMPORTANTES**

*1.* Si vous êtes allergique à l'un des composants proposés dans la recette, il suffit de ne pas l'ajouter à la préparation.

*2.* Vous pouvez manger autant que vous le souhaitez jusqu'à ce que vous vous sentiez rassasié.

*3.* Consultez toujours, absolument toujours, votre médecin avant de consommer tout nouveau produit, en particulier si vous êtes enceinte, si vous allaitez ou si vous souffrez d'une quelconque maladie.

#jenaiplusdecomplications

# soupe de MAÏS

## Ingrédients

- [ ] **Maïs frais :** 2 tasses
- [ ] **Céleri :** 1 tige, coupée en dés
- [ ] **Oignon :** 1 unité, finement hachée
- [ ] **Ail :** 2 gousses, finement hachées
- [ ] **Poireau :** au goût, finement haché
- [ ] **Chou :** au goût, finement haché
- [ ] **Carotte :** 1 unité, coupée en tranches
- [ ] **Épinards :** au goût
- [ ] **Champignon Shiitake :** 1 unité, finement haché
- [ ] **Maïs en grains :** 1 tasse
- [ ] **Poivron vert ou rouge :** ½, finement haché
- [ ] **Ora pro nobis (Pereskia aculeata) :** 5 feuilles
- [ ] **Cresson et ciboulette :** au goût
- [ ] **Shoyu :** au goût
- [ ] **Eau :** 5-6 tasses
- [ ] **Sel de mer (ou gros sel non raffiné) :** 1 pincée

## MÉTHODE DE PRÉPARATION

1. Lavez soigneusement tous les ingrédients.
2. Séparez les grains de maïs de l'épi à l'aide d'un couteau.
3. Placez le céleri, l'oignon, le maïs et le reste des ingrédients dans une casserole.
4. Ajoutez de l'eau et une pincée de sel marin.
5. Lorsque le tout commence à bouillir, baissez la flamme, couvrez et laissez mijoter jusqu'à ce que le maïs et le céleri soient tendres.
6. Ajoutez le reste du sel marin et du Shoyu selon votre goût.
7. Servez dans une assiette et décorez avec de la ciboulette, du cresson et du persil selon votre goût.
8. N'oubliez pas de saupoudrer des graines de lin, de chia et de sésame (de préférence en poudre) sur le riz complet, les salades de légumes, les soupes, etc.

## TEMPS DE PRÉPARATION

**60 minutes**

### REMARQUES IMPORTANTES

1. Si vous êtes allergique à l'un des composants proposés dans la recette, il suffit de ne pas l'ajouter à la préparation.
2. Vous pouvez manger autant que vous le souhaitez jusqu'à ce que vous vous sentiez rassasié.
3. Consultez toujours, absolument toujours, votre médecin avant de consommer tout nouveau produit, en particulier si vous êtes enceinte, si vous allaitez ou si vous souffrez d'une quelconque maladie.

# soupe de MISO

**TEMPS DE PRÉPARATION : 60 minutes**

## Ingrédients

- [ ] N'importe quelle variété de Miso d'orge
- [ ] Grains de maïs : 1 tasse
- [ ] Wakame sec : 1 morceau de 2 pouces par ½ pouce
- [ ] Céleri : 1 tige, coupée en dés
- [ ] Oignon : 1 unité, finement hachée
- [ ] Ail : 2 gousses, finement hachées
- [ ] Poireau : au goût, finement haché
- [ ] Chou : au goût, finement haché
- [ ] Carotte : 1 unité, coupée en tranches
- [ ] Champignon Shiitake : 1 unité, finement haché
- [ ] Poivron vert ou rouge : ½, finement haché
- [ ] Ora pro nobis (Pereskia aculeata) : 5 feuilles
- [ ] Shoyu : au goût
- [ ] Eau : 6 tasses
- [ ] Sel de mer (ou gros sel non raffiné) : 1 pincée

**MÉTHODE DE PRÉPARATION**

1. Lavez soigneusement tous les ingrédients.
2. Faites tremper le Wakame pendant 5 minutes et coupez-le en petits morceaux.
3. Ajoutez le Wakame à l'eau et portez à ébullition.
4. Ajoutez les oignons hachés et le reste des ingrédients au bouillon chaud et faites bouillir pendant 3 à 5 minutes jusqu'à ce que les oignons soient tendres et comestibles, puis réduisez la flamme.
5. Diluez le Miso, ½ ou une (1) cuillère à café pour chaque tasse de bouillon, dans 1 litre d'eau, ajoutez à la soupe et laissez mijoter pendant 3-4 minutes à feu doux pour empêcher le Miso de bouillir.
6. Garnissez de ciboulette et de persil finement hachés avant de servir.
7. N'oubliez pas de saupoudrer de graines de lin, de chia et de sésame (de préférence en poudre) le riz complet, les salades de légumes, les soupes, etc.

**REMARQUES IMPORTANTES**

1. Si vous êtes allergique à l'un des composants proposés dans la recette, ne l'ajoutez tout simplement pas à la préparation.
2. Vous pouvez manger autant que vous le souhaitez jusqu'à ce que vous vous sentiez rassasié.
3. Veillez à faire mijoter la soupe pendant 3-4 minutes après avoir ajouté le Miso. Le Miso ne doit pas être bouilli car il perd ses propriétés saines.
4. Pour varier, vous pouvez utiliser d'autres types de Miso vieillis depuis plus de 2 ans (Soja ou Riz), occasionnellement.
5. Variez les légumes chaque jour. Voici quelques combinaisons: oignons-tofu, oignons-courgettes, chou commun-carottes, racines de daïkon-feuille.
6. Incluez fréquemment des légumes à feuilles comme le chou frisé, le chou vert, le cresson, etc, en prenant soin de les ajouter à la fin de la préparation pour éviter des temps de cuisson trop longs.
7. Les restes de céréales ou de haricots des repas précédents peuvent être utilisés pour faire une soupe plus épaisse.
8. Pour un effet optimal, essayez de préparer la soupe Miso chaque fois qu'elle doit être consommée et n'utilisez pas les restes de la fin de la journée ou évitez de la laisser reposer toute la nuit.
9. Consultez toujours, absolument toujours, votre médecin avant de consommer tout nouveau produit, en particulier si vous êtes enceinte, si vous allaitez ou si vous souffrez d'une quelconque maladie.

# soupe de *et de légumes doux*

**TEMPS DE PRÉPARATION**
**50 minutes**

## Ingrédients

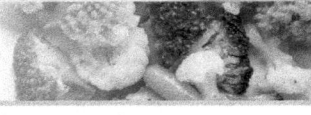

- [ ] **Millet :** 1 tasse
- [ ] **Maïs en grains :** 1 tasse
- [ ] **Céleri :** 1 tige, coupée en dés
- [ ] **Courgette :** ½ tasse, finement hachée
- [ ] **Chou-fleur :** au goût, finement haché
- [ ] **Brocoli :** au goût, finement haché
- [ ] **Carottes :** ½ tasse, finement hachée
- [ ] **Chou :** ½ tasse, finement hachée
- [ ] **Oignon :** ½, finement haché
- [ ] **Wakame :** 1 morceau de 1 pouce
- [ ] **Champignon Shiitake :** 1 petit morceau
- [ ] **Shoyu :** quelques gouttes au goût
- [ ] **Ciboulette ou persil :** au goût
- [ ] **Eau :** 6 tasses
- [ ] **Sel de mer (ou gros sel non raffiné) :** 1 pincée

## MÉTHODE DE PRÉPARATION

1. Lavez soigneusement tous les ingrédients.
2. Lavez le millet et mélangez-le avec les ingrédients mentionnés, à l'exception des assaisonnements.
3. Ajoutez 3 fois plus d'eau que les ingrédients et une pincée de sel.
4. Portez à ébullition, puis réduisez la flamme et laissez mijoter pendant environ 30 minutes, jusqu'à ce que le millet soit cuit.
5. Vers la fin de la cuisson, assaisonnez légèrement avec quelques gouttes de shoyu et laissez mijoter encore 3-4 minutes.
6. Garnissez de ciboulette et de persil finement hachés avant de servir.
7. N'oubliez pas de saupoudrer de graines de lin, de chia et de sésame (de préférence en poudre) le riz complet, les salades de légumes, les soupes, etc.

### REMARQUES IMPORTANTES

1. Si vous êtes allergique à l'un des composants proposés dans la recette, il suffit de ne pas l'ajouter à la préparation.
2. Vous pouvez manger autant que vous le souhaitez jusqu'à ce que vous vous sentiez rassasié.
3. Consultez toujours, absolument toujours, votre médecin avant de consommer tout nouveau produit, en particulier si vous êtes enceinte, si vous allaitez ou si vous souffrez d'une quelconque maladie.

## *huile d'olive et citron*
# COUP

L'huile d'olive est une huile végétale obtenue à partir du fruit de l'olivier (Olea europaea), originaire de la région méditerranéenne. Cette huile est très appréciée pour sa saveur, ses propriétés nutritionnelles et ses multiples utilisations, tant en cuisine qu'en cosmétique et en médecine.

L'huile d'olive vierge extra non raffinée est notamment connue pour être une source de graisses mono-insaturées, en particulier d'acide oléique. Elle contient également des antioxydants tels que les polyphénols et la vitamine E, qui peuvent avoir des effets bénéfiques sur la santé.

**TEMPS RECOMMANDÉE**

- **22h00.** Toujours avant de dormir et après le thé normoglycémique.

RECETTES ET PROCÉDURES

**LES BIENFAITS DE L'HUILE D'OLIVE EXTRA VIERGE**

- **Bienfaits cardiovasculaires :** une consommation régulière contribue à la santé cardio-vasculaire car les graisses mono-insaturées aident à réduire le cholestérol LDL ("mauvais cholestérol") et améliorent la santé cardiaque.

- **Antioxydant naturel :** Les polyphénols présents dans l'huile d'olive ont des propriétés antioxydantes qui aident à protéger les cellules du corps contre les dommages causés par les radicaux libres.

- **Santé de la peau :** L'huile d'olive est utilisée dans les produits de soin de la peau en raison de sa capacité à l'hydrater et à l'adoucir. Elle a également été associée à la réduction de l'inflammation et à la promotion de la cicatrisation.

- **Prévention des maladies :** certaines études suggèrent que la consommation d'huile d'olive extra vierge peut être associée à une incidence plus faible des maladies chroniques, telles que les maladies cardiaques et le diabète sucré de type 2.

- **Digestion et absorption des nutriments :** elle favorise la digestion et l'absorption des nutriments liposolubles en raison de sa teneur en graisses saines.

**COMMENT CONSOMMER**

- Buvez-le d'un trait, il n'est pas nécessaire de garder le mélange en bouche.

**MÉTHODE DE PRÉPARATION**

Dans un verre, mettez une cuillère à soupe d'huile d'olive extra vierge non raffinée avec le jus d'un citron et remuez le mélange.

**REMARQUES IMPORTANTES**

**1.** Si vous avez une allergie connue à l'huile d'olive ou au citron, ne les consommez pas.

**2.** Il est important de choisir une huile d'olive de haute qualité, de préférence extra vierge non raffinée, car elle conserve plus de nutriments et de saveur que les autres variétés.

**3.** Ce coup peut être désagréable au palais, c'est pourquoi je vous suggère de le prendre d'un trait, sans "y réfléchir à deux fois", ou d'y ajouter une pincée de miel, à condition qu'il soit prouvé que l'ingestion de miel n'augmente pas le taux de sucre dans le sang.

#jenaiplusdecomplications

# MENTALE *reprogrammation*

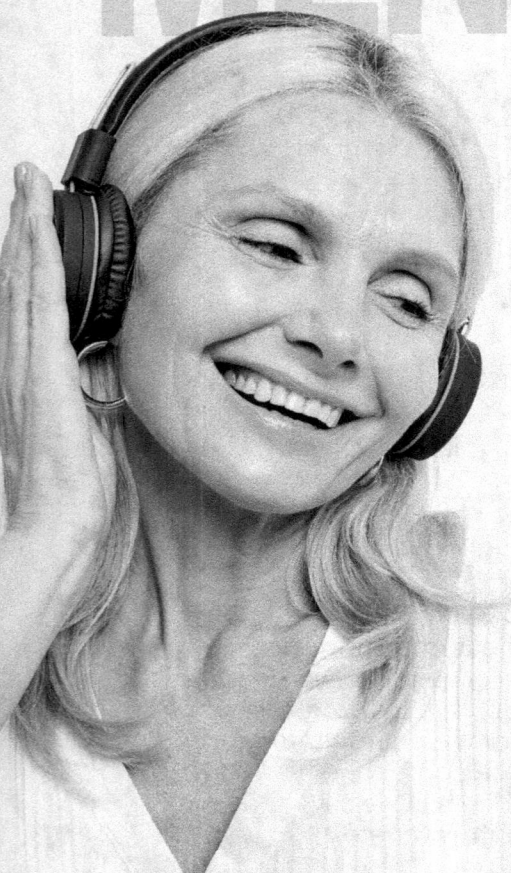

## AUDIO OU VIDÉO

Il s'agit d'un outil puissant utilisé pour influencer positivement les pensées, le comportement et les émotions d'une personne par le biais de messages spécifiques.

Ces ressources sont souvent indiquées pour vous aider à changer les schémas de pensée négatifs, à promouvoir la confiance en soi, à réduire le stress, à améliorer l'image de soi et à encourager des habitudes saines.

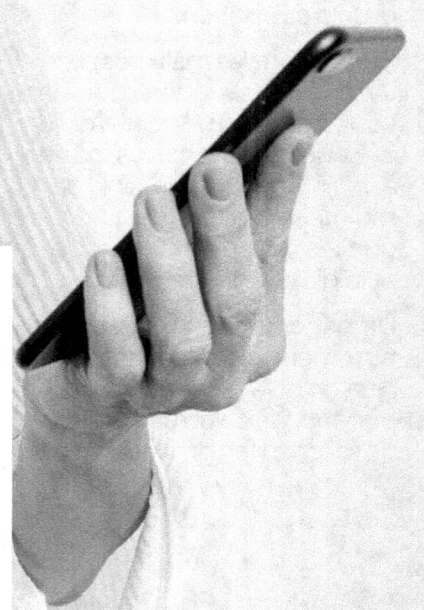

### 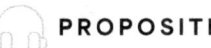 PROPOSITION

L'audio que nous recommandons peut être trouvé sur Internet sous le titre : "Direct to Your Subconscious Mind" - "I AM" Affirmations for Success, Wealth, and Happiness Ou tout autre audio que vous souhaitez.

## BÉNÉFICES

**1. Réduction du stress et de l'anxiété :** Le stress chronique peut avoir un effet négatif sur le contrôle du diabète. L'écoute d'un programme audio de reprogrammation mentale aide à réduire le stress et l'anxiété et a un impact positif sur les niveaux de sucre dans le sang.

**2. Adhésion au traitement :** l'écoute d'affirmations positives et motivantes liées à la gestion du diabète augmentera la motivation à suivre le plan de traitement.

**3. Promotion d'habitudes saines :** les audios de reprogrammation mentale vous aideront à changer les schémas de pensée négatifs et à promouvoir l'adoption d'habitudes saines.

**4. Renforcement de l'estime de soi et de la confiance en soi :** le diabète sucré peut affecter l'image de soi. Les messages positifs contenus dans les audios de reprogrammation mentale contribuent à améliorer l'estime de soi et la confiance dans la capacité à inverser les dommages causés par la maladie.

**5. Amélioration du contrôle glycémique :** si vous croyez fermement en votre capacité à contrôler le diabète et à adopter un mode de vie sain au quotidien, il est plus probable que vous maintiendrez votre taux de glycémie dans les limites de la normale.

**6. Promotion de la relaxation et du bien-être général :** les audios comprennent des techniques de relaxation qui vous aideront à réduire votre tension artérielle, à améliorer la qualité de votre sommeil et à promouvoir un état de bien-être général.

**7. Soutien émotionnel :** l'écoute de messages de soutien et de compréhension par le biais des audios de reprogrammation mentale vous aidera à gérer les émotions liées à la maladie et à vous sentir moins isolé(e).

### CONSEIL DU DR. QUESADA

Si vous avez un appareil Alexa, ou tout autre appareil qui vous permet de programmer une alarme avec un audio personnalisé, je vous suggère de le faire afin de vous réveiller avec un audio de Reprogrammation Mentale, facilitant ainsi le démarrage de votre routine quotidienne.

#jenaiplusdecomplications

# EXERCICES
## *de correction posturale et d'hypopression*

- Genoux à la poitrine
- Rotation de la hanche
- Lifting de la hanche

Il s'agit de techniques utilisées pour améliorer la posture et renforcer les muscles centraux (zone abdominale et lombaire) grâce à la respiration et à l'activation de muscles spécifiques.

###  BÉNÉFICES

**1. Amélioration de la posture :** ils aident à aligner correctement la colonne vertébrale, réduisant la tension et la pression sur le dos, le cou et les épaules, améliorant ainsi la posture générale.

**2. Régulation intestinale :** ils activent les muscles abdominaux profonds et favorisent le contrôle de la respiration, ce qui améliore le fonctionnement du système gastro-intestinal. Cette activation aide à stimuler le péristaltisme intestinal et favorise la régularité intestinale, réduisant ainsi la constipation et améliorant la digestion en général.

**3. Augmentation de l'énergie et de l'endurance :** ces exercices impliquent généralement une respiration profonde et contrôlée, augmentent l'oxygénation des tissus, ce qui à son tour augmente la disposition sexuelle et la vitalité.

**4. Élimination de la rétention d'eau :** les exercices hypopressifs, axés sur la contraction et le renforcement des muscles abdominaux, stimulent les systèmes lymphatique et circulatoire. Cela permet de réduire la rétention d'eau, d'améliorer la circulation et de faciliter l'élimination des toxines et des liquides stagnants dans les tissus.

**5. Massage des viscères intra-abdominaux :** La technique des exercices hypopressifs consiste en une contraction et un relâchement contrôlés des muscles du plancher abdominal et pelvien. Ce mouvement fonctionne comme une sorte de massage doux des viscères intra-abdominaux, stimulant la circulation sanguine et le bon fonctionnement des organes internes.

RECETTES ET PROCÉDURES

EXERCICE 1

## GENOUX À LA POITRINE

DURÉE
**01**
minute

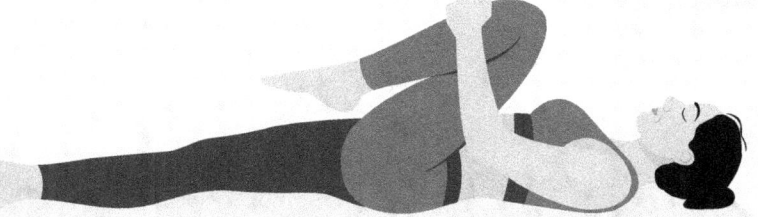

**POSITION DE DÉPART**

Sur le lit, après le réveil, en position couchée, pliez les genoux, les pieds reposant sur le lit en forme de pyramide, de sorte que les genoux pointent vers le plafond.

### ▶ MOUVEMENT

1. Respirez profondément avant de commencer.
2. Saisissez votre genou droit avec les deux mains et tirez-le lentement vers votre poitrine en respirant profondément. Sans forcer le mouvement, essayez de toucher votre menton avec votre genou.
3. Maintenez le genou près de la poitrine pendant 5 secondes, en contractant les muscles abdominaux et la jambe gauche légèrement fléchie.
4. Revenez ensuite à la position de départ en expirant profondément.
5. Répétez maintenant la même opération avec la jambe gauche, puis avec les deux jambes ensemble.

### REMARQUES IMPORTANTES

1. Vous devez ressentir un étirement des muscles, mais pas de douleur.
2. N'effectuez pas cet exercice s'il provoque ou augmente des douleurs dans le dos ou dans une autre partie du corps.
3. N'effectuez pas cet exercice si vous avez des contre-indications telles qu'une hernie discale, des problèmes de colonne vertébrale, etc.
4. Avant de commencer un programme d'exercices, vous devez consulter votre médecin.

#jenaiplusdecomplications

## EXERCICE 2
## ROTATION DE LA HANCHE

**DURÉE : 01 minute**

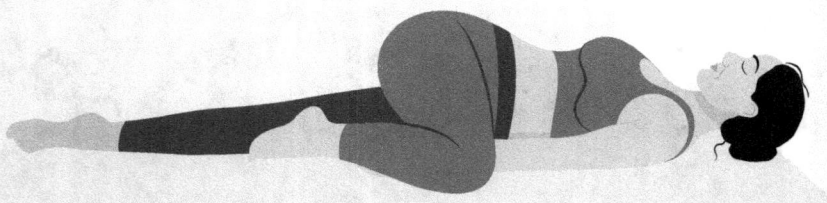

**POSITION DE DÉPART**

Sur le lit, après avoir effectué l'exercice précédent, restez en position couchée, les genoux pliés et les pieds en contact avec le lit. Placez vos bras tendus de chaque côté de votre corps en position T par rapport au corps.

### ▶ MOUVEMENT

En gardant le haut du corps droit, laissez tomber vos genoux pliés d'un côté et faites pivoter le torse vers le côté opposé. L'ensemble du mouvement doit être accompagné d'une profonde expiration. Maintenez cette position pendant 5 secondes, les épaules appuyées sur le lit. Revenez à la première position en inspirant profondément et répétez l'exercice de l'autre côté.

###  REMARQUES IMPORTANTES

1. Vous devez sentir les muscles s'étirer mais pas de douleur.
2. Ne faites pas cet exercice s'il provoque ou augmente des douleurs dans le dos ou dans une autre partie du corps.
3. C'est l'un des étirements du dos que vous pouvez également effectuer deux fois par jour, et entre deux ou trois répétitions.
4. Ne faites pas cet exercice si vous avez des contre-indications telles qu'une hernie discale, des problèmes de colonne vertébrale, etc.
5. Avant de commencer un programme d'exercices, vous devez consulter votre médecin.

## EXERCICE 3
## LIFTING DE LA HANCHE

**DURÉE : 01 minute**

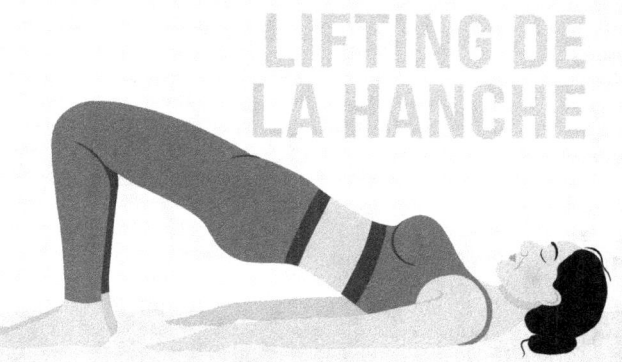

**POSITION DE DÉPART**

Après avoir effectué l'exercice précédent, restez en position couchée sur le dos, les genoux pliés et les pieds en contact avec le lit. Placez vos bras tendus de chaque côté de votre corps.

### ▶ MOUVEMENT

En contractant l'abdomen et les fessiers, soulevez les hanches pour former une ligne droite des genoux aux épaules et inspirez profondément en "aspirant" l'abdomen vers l'intérieur et en "comprimant" les viscères abdominaux. Essayez de maintenir cette position et respirez profondément trois fois, puis revenez à la position de départ et répétez l'exercice.

### REMARQUES IMPORTANTES

1. Vous devez ressentir un étirement des muscles, mais pas de douleur.

2. N'effectuez pas l'exercice s'il provoque ou augmente une douleur dans le dos ou la jambe.

3. N'effectuez pas cet exercice si vous présentez des contre-indications telles qu'une hernie discale, des problèmes de colonne vertébrale, etc. Avant de commencer un programme d'exercices, vous devriez consulter votre médecin.

#jenaiplusdecomplications

# Exercices de RESPIRATION

Les exercices de respiration, accompagnés de musique ou de sons relaxants, sont des techniques spécifiques utilisées pour contrôler et améliorer la façon dont nous respirons.

Ces exercices peuvent avoir un certain nombre d'effets bénéfiques sur la santé, notamment en stimulant la désintoxication du corps et en favorisant le rétablissement de la santé.

Voici une liste de certains des avantages des exercices de respiration liés à la désintoxication du corps et à la santé :

## BÉNÉFICES

- **Meilleure oxygénation :** Les exercices de respiration profonde permettent d'apporter plus d'oxygène aux cellules du corps, ce qui peut augmenter l'efficacité des processus de désintoxication.

- **Réduction du stress :** La respiration profonde et contrôlée peut réduire les niveaux de stress, ce qui à son tour peut favoriser un système immunitaire plus fort et une meilleure capacité de désintoxication.

- **Amélioration de la circulation sanguine :** Les exercices de respiration peuvent améliorer la circulation sanguine, ce qui peut contribuer à l'élimination des toxines et à l'amélioration de l'état de santé général.

- **Renforcement du système immunitaire :** La pratique régulière d'exercices de respiration peut renforcer le système immunitaire, ce qui peut aider l'organisme à mieux se défendre contre les toxines et les maladies.

- **Réduction de l'inflammation :** L'inflammation chronique est liée à de nombreuses maladies. La respiration profonde peut aider à réduire l'inflammation, ce qui peut contribuer au rétablissement de la santé.

- **Augmentation de l'énergie et de la vitalité :** une respiration plus efficace peut augmenter les niveaux d'énergie et aider le corps à fonctionner plus efficacement en éliminant les toxines.

- **Amélioration de la digestion :** une respiration profonde et relaxante peut faciliter la digestion, ce qui peut influencer l'élimination correcte des déchets et des toxines de l'organisme.

- **Promotion de la relaxation :** la relaxation profonde par la respiration consciente peut stimuler la libération d'hormones bénéfiques pour la santé et aider au rétablissement de diverses conditions.

- **Stimulation du système lymphatique :** la respiration profonde et consciente peut aider à faire circuler la lymphe dans le système lymphatique, ce qui peut aider à l'élimination des toxines du corps.

- **Soutien à la santé mentale :** les exercices de respiration peuvent également être bénéfiques pour la santé mentale, en réduisant l'anxiété et la dépression, ce qui peut à son tour améliorer la santé générale.

Pour contribuer au processus de désintoxication du corps et obtenir les bénéfices mentionnés, je vous recommande d'écouter la vidéo que vous trouverez sur Internet sous le titre :

- Guided Wim Hof Breathing Exercices.
- Ou tout autre exercice de respiration que vous préférez.

# PÉDILUVE

Ce procédé simple mais puissant permet de réduire rapidement le taux de sucre dans le sang, en plus d'avoir d'autres effets thérapeutiques puissants.

*Le bain de pieds aux sels marins, également connu sous le nom de "Pédiluve", est une thérapie ancestrale transmise de génération en génération qui favorise l'élimination des toxines du corps.*

Cette thérapie simple mais puissante devrait être appliquée périodiquement pour maintenir la santé, car ses effets thérapeutiques sont prouvés tant sur le plan physique et mental que sur le plan spirituel.

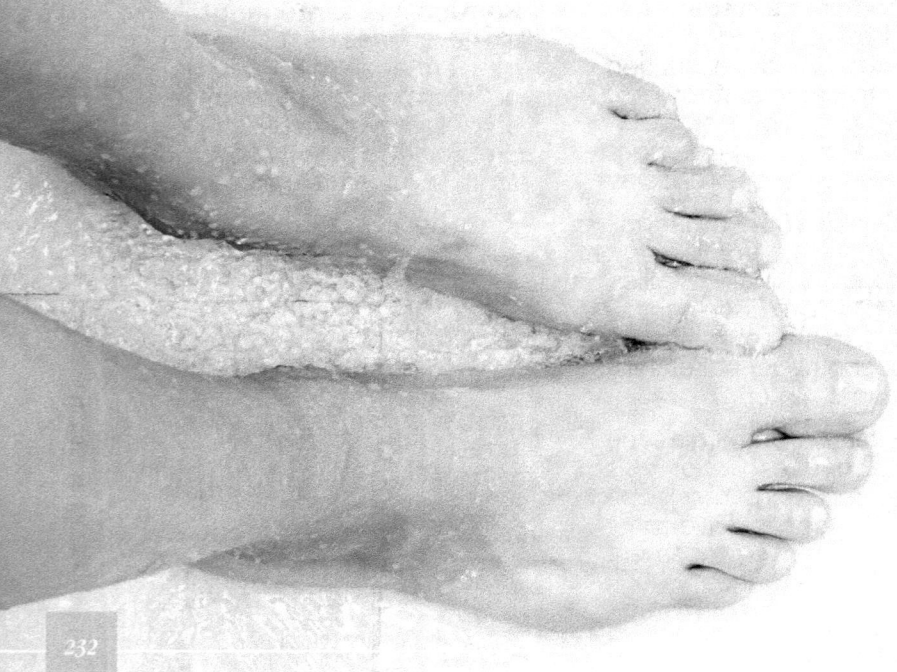

## HISTOIRE

On estime que cette thérapie était déjà utilisée il y a six mille ans pour la relaxation et la purification du corps.

Selon la médecine traditionnelle chinoise, basée sur l'équilibre des polarités Yin et Yang, le bain de pieds permet de répartir l'énergie Yang (tête) vers les extrémités froides (énergie Yin).

## POURQUOI AJOUTER DU SEL À L'EAU ?

La différence de concentration de la solution saline entre le milieu intra et extracellulaire génère une différence de potentiel (courants électriques) entre deux espaces, provoquant des changements dans les activités cellulaires et, par conséquent, dans l'aspect des tissus, permettant la transmission du courant électrique.

La conductivité varie dans chaque tissu du corps humain ; ceux qui ont le plus d'ions dissous dans leur composition sont les meilleurs.

Lorsque nous ajoutons des sels à l'eau, ils se dissocient en formant des ions qui conduisent l'électricité. En mettant les pieds en contact avec cette solution électrolytique, la force électrique générée par les ions dispersés dans l'eau fait migrer les ions des cellules du corps humain dans le sens de cette force extérieure d'attraction ou de répulsion.

Cette action ionique peut provoquer des changements physiologiques importants à différents niveaux de l'organisme : cellulaire, tissulaire, organique et systémique.

**EFFET THÉRAPEUTIQUE**

Grâce à cette procédure simple, vous pouvez rapidement réduire le taux de sucre dans le sang et également :

- Éliminer les toxines du sang, en aidant le processus de désintoxication du corps, ce qui réduit davantage la résistance à l'insuline.
- Purifier les organes tels que le cerveau, les reins, la prostate, le foie, le système reproductif et les poumons.
- Réduire le stress et les charges émotionnelles, contrôler l'anxiété et l'insomnie.
- Équilibrer les niveaux d'hormones de contre-régulation.
- Activer la circulation sanguine et lymphatique.
- Éliminer l'œdème et la rétention d'eau.
- Réduire la douleur et l'inflammation.
- Détendre les articulations, les muscles et les os.
- Renforcer le système immunitaire.
- Prévenir les varices et la thrombose.
- Atténuer la fatigue chronique et faciliter le repos.

 **INDICATIONS**

Comme thérapie pour favoriser la désintoxication et le traitement de toute maladie.

 **PRÉCAUTIONS**

Pour les personnes souffrant d'hypertension artérielle, l'eau ne doit être ni trop froide ni trop chaude, elle doit être tiède. Il est important de savoir que la préparation du bain de pieds avec de l'eau tiède peut stabiliser la tension artérielle.

 **CONTRE-INDICATIONS**

- Femmes enceintes ;
- Personnes atteintes d'un cancer en situation métastatique.

**SESSIONS**
Effectuer 2 fois/jour

 **TEMPS RECOMMANDÉ**
07h00
21h00

# RECETTES ET PROCÉDURES

## ooo ÉTAPES

**1.** Faites bouillir environ 3 litres d'eau avec le gingembre râpé. Lorsque l'eau commence à bouillir, éteignez le feu et laissez-la refroidir légèrement jusqu'à ce qu'elle soit tiède.

**2.** Versez une quantité suffisante d'eau tiède (entre 36°C et 39°C) dans la bassine, assez pour couvrir les chevilles (environ 3 litres).

**3.** Ajoutez le sel de mer et remuez l'eau pour le dissoudre.

**4.** Plongez ensuite vos pieds dans l'eau pendant 30 minutes, en veillant toujours à ce que la température soit agréable.

**5.** Mouillez une petite serviette dans l'eau au gingembre et massez doucement vos jambes en effectuant des mouvements circulaires des pieds jusqu'aux genoux. Répétez le processus pendant 1 à 3 minutes, en évitant de traumatiser la peau.

**6.** Après 30 minutes, sortez vos pieds de l'eau, séchez-les avec une serviette et mettez des chaussettes pour les garder au chaud.

## RESSOURCES

- **Eau tiède :** doit être entre 36°C - 39°C (96.8°F - 102.2°F) et en quantité suffisante (3L).
- **Sel de mer :** 1 tasse (vous pouvez utiliser du gros sel non raffiné).
- **Gingembre :** ¼ d'unité (râpé).
- **Bassin :** pour placer les pieds.
- **Serviette :** pour frotter et sécher les pieds.

## REMARQUES IMPORTANTES

**1.** Il est préférable d'utiliser du gros sel marin non raffiné, mais si vous n'avez pas ce type de sel, vous pouvez utiliser n'importe quelle variété.

**2.** L'utilisation du gingembre est facultative. Si vous l'utilisez, il renforce l'effet thérapeutique, mais si vous n'avez pas de gingembre, vous pouvez faire le bain de pieds avec seulement de l'eau et du sel de mer.

**3.** N'oubliez pas de boire le thé normoglycémique pendant le bain de pieds.

**4.** Écoutez l'audio de relaxation et pratiquez la technique de respiration pendant les 30 minutes du bain de pieds.

#jenaiplusdecomplications

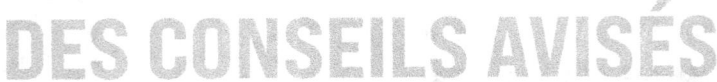

# DES CONSEILS AVISÉS
## *pour une vie épanouie*

Cher thérapeute, nous arrivons à la fin, et je trouve opportun et nécessaire de partager avec vous 17 conseils, ou suggestions de style de vie, pour maintenir l'harmonie et la santé.

Ces suggestions, comme il les appelait, ont été créées par mon mentor Rafael Milanés et, avec la déférence qui le caractérisait, il les a partagées avec moi car elles ne sont publiées dans aucun livre ou article sur Internet.

Je vous invite à les lire avec beaucoup d'affection et, surtout, à les incorporer dans votre vie quotidienne comme un projet de vie harmonieuse et saine.

## SUGGESTIONS DE MODE DE VIE
### *Par Rafael Milanés Santana*

**En suivant ces suggestions, vous contribuerez à une vie saine, paisible et ordonnée :**

1. Entretenez le rêve et l'image de la santé pour vous-même, pour les autres et pour la planète.

2. Vivez chaque jour avec bonheur sans vous préoccuper de votre santé et restez actif et alerte tant physiquement que mentalement.

3. Soyez reconnaissant pour tout ce qui vous arrive ou pour les personnes que vous rencontrez. Remerciez avant et après chaque repas.

4. Il est préférable de se coucher avant minuit et de se lever tôt, surtout avec le lever du soleil.

5. Évitez de porter des vêtements synthétiques ou en laine directement en contact avec la peau. Utilisez autant que possible du coton (de

préférence biologique et non génétiquement modifié), en particulier pour les sous-vêtements. Évitez les ornements métalliques excessifs sur les doigts, les poignets ou le cou. Gardez des ornements élégants et simples.

6. Si vos forces vous le permettent, pratiquez des activités de plein air avec des vêtements simples. Marchez entre 30 minutes et 1 heure par jour, de préférence sur la terre, l'herbe ou le sable de la plage.

7. Maintenez l'ordre dans votre maison et son environnement.

8. Entamez et maintenez une correspondance active avec vos amis et votre famille en leur souhaitant le meilleur. De même, nouez et entretenez les meilleures relations avec votre entourage.

9. Évitez de prendre de longs bains ou douches chauds, car vous risquez de perdre des vitamines et des minéraux par la peau.

10. Frottez votre corps avec une serviette chaude et humide tous les matins et tous les soirs avant de vous coucher, jusqu'à ce que la peau rougisse. Si ce n'est pas possible, faites-le au moins sur vos mains, vos pieds et vos doigts respectifs.

11. Évitez les produits cosmétiques chimiquement parfumés. Utilisez des préparations naturelles ou du sel de mer pour le soin des dents.

12. Si votre état le permet, restez physiquement actif dans votre vie quotidienne en effectuant des tâches ménagères comme le nettoyage des sols et des vitres et en pratiquant des activités telles que le yoga, la danse, les arts martiaux ou le sport.

13. Évitez d'utiliser des appareils électriques pour cuisiner et des fours à micro-ondes. Convertissez votre cuisine au gaz ou au bois à la première occasion.

14. Minimisez l'utilisation des ordinateurs, de la télévision, des téléphones portables et d'autres appareils électroniques qui émettent de l'énergie électromagnétique artificielle.

15. Incluez des plantes vertes dans votre maison pour rafraîchir et enrichir la teneur en oxygène de l'air.

16. Tout le monde peut apprendre à préparer des repas sains. Participez à une partie du processus de préparation des aliments, qu'il s'agisse de la récolte, de l'achat, de la transformation, de la cuisson des aliments ou même de la vaisselle.

17. Chantez une chanson joyeuse tous les jours.

*Je suis ravi de savoir que vous avez*
# est arrivé !

Je peux imaginer la paix et l'assurance que vous devez ressentir en découvrant une méthode fiable, rapide et efficace à 100 % pour inverser les dommages causés par le diabète sucré, en vous libérant des risques et des complications potentiels.

Votre dévouement, vos efforts et votre engagement sont incomparables, c'est pourquoi je vous invite à entreprendre ce voyage transformateur avec moi, et c'est pourquoi je vous recommande de toujours garder ce livre à portée de main, afin de pouvoir le consulter fréquemment. Maintenant que vous avez découvert la méthode LA FIN DU DIABÈTE SUCRÉ, mettez-la en pratique comme indiqué, et laissez-la faire partie de votre vie et de votre routine quotidienne.

### *Une demande spéciale*

Après avoir terminé les 30 premiers jours en suivant la méthode, si vous sentez que ce livre a fait une différence dans votre vie, je vous encourage à partager votre témoignage avec d'autres diabétiques sur les médias sociaux, en particulier dans les groupes Facebook.

Partager votre expérience avec le monde, j'en suis certain, m'aidera à sauver plus de vies car il y a des milliers de personnes qui ont perdu la foi et qui sont en train de perdre la bataille contre le diabète sucré.

*Puis-je compter sur vous pour faire la différence dans la vie des plus malades et des plus démunis ?*

Je serai également très honorée si, après avoir reçu un exemplaire de mon livre, vous demandez à un membre de votre famille de prendre une photo de vous avec le livre dans les mains et de la partager sur vos médias sociaux.

Vous pouvez me taguer *@dr.aldenquesada*, et utiliser **#jenaiplusdecomplications**, car je veux apprendre à vous connaître et partager votre joie.

De cette façon, en plus de démontrer votre engagement envers l'univers et notre Créateur, vous motiverez également des milliers de personnes atteintes de diabète à vivre sans risques ni complications.

## *et rappelez-vous*

**Vous avez une mission de vie :
Vivre pleinement chaque jour, mais vivre avec Santé.**

J'espère que chaque recommandation de ce livre deviendra une source de vie inépuisable pour vous, votre famille et les personnes que vous aimez.

*Avez-vous déjà été aux services d'urgence en raison d'une **glycémie élevée** et de symptômes ?*

*La plupart des personnes diabétiques traversent cette situation dangereuse, **et c'est pourquoi je veux que vous repreniez le contrôle à 100% de votre vie**.*

*Mon plus grand souhait est que vous puissiez à nouveau partager des **moments de joie** avec votre famille et vos amis, **sans vous soucier** des complications aiguës du diabète.*

———

En appliquant ce qui est dans ce livre, vous pourrez participer à une fête d'anniversaire, à un rassemblement ou à un dîner de famille sans avoir à vous soucier de l'hyperglycémie.

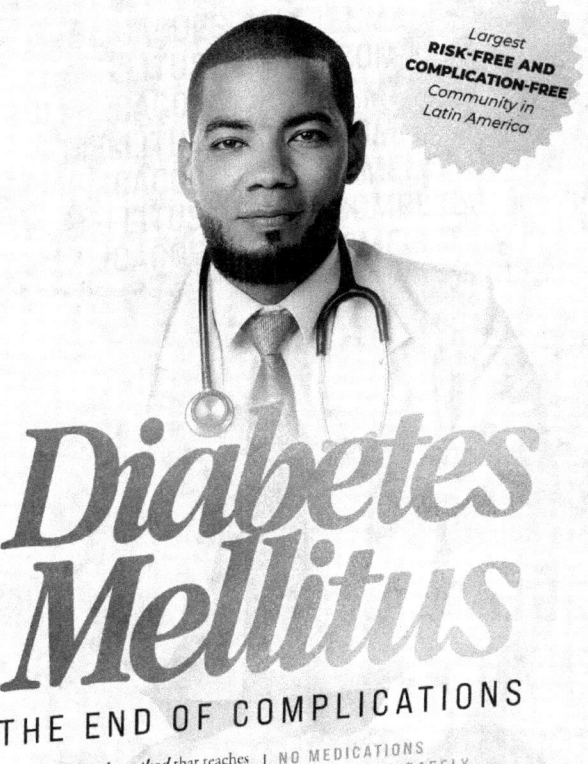

Si vous cherchez à approfondir vos soins et votre rétablissement de la santé, vous pouvez également me trouver à l'adresse suivante :

◉ 🐦 ▶ @dr.aldenquesada

**WWW.ALDENQUESADA.COM**

Suivez-moi sur mes réseaux sociaux. Je suis sûr qu'ensemble, nous apprendrons beaucoup sur la façon de vivre en bonne santé et en harmonie #sanscomplications.

*"Je suis venu afin que les brebis aient la vie et qu'elles soient dans l'abondance."*
JEAN 10:10

**VIVRE LE PLUS PLEINEMENT POSSIBLE,** *mais vivez avec la santé !*

Alden J. Quesada

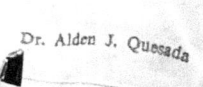

www.ingramcontent.com/pod-product-compliance
Lightning Source LLC
Chambersburg PA
CBHW071826210526
45479CB00001B/17